행복한 뇌를 위한 똑똑한 밥상

백기자 · 김선형 공저

KNOWLEDGE COMMUNITY 공동체

:: 들어가는 글

건강한 음식이 건강한 마음을 만든다

요즘처럼 다양한 매체에서 각종 건강정보를 쏟아내고, 건강에 대한 사람들의 관심이 높은 때도 드물 것이다.

의학의 발달로 평균수명이 늘어났지만 서구화된 식사와 불규칙한 식생활 등 나쁜 생활습관에 의한 병은 급증하고 있다. 특히 동물성 지방이나 유지류를 많이 먹고, 설탕이나 소금의 과다섭취, 식이섬유의 부족, 인스턴트 식품의 범람으로 인해 비타민, 미네랄 등 필수 영양소가 부족해지면서 영양불균형에 의한 여러 가지 증상이 나타나고 있다.

건강의 첫 걸음은 바로 균형있는 식사를 하는 것인데, 사실 아무리 골고루 먹으려 해도 골고루 먹기란 쉽지가 않다. 그 이유는 우리 뇌와 몸에 필요한 영양소가 어떤 것인지 제대로 알지 못하기 때문이다.

특히 우리 아이들의 잘못된 식습관으로 영양이 몸이나 뇌에 제대로 전달되지 않는다면 건강뿐 아니라 신체발달이 늦어지고 학습능력까지 떨어진다. 단지 잘못된 식습관 때문에 친구들보다 키도 작고 몸과 마음이 약해서 마음껏 뛰놀 수도 없다면 무척 속상할 것이다.

마음도 몸과 마찬가지로 식습관의 영향을 받는다. 인간의 마음과 행동을 궁극적으로 조절하는 것은 뇌이다. 우리가 일상적으로 느끼는 정신적인 허한 상태들은 뇌가 영양결핍에 시달리기 때문에 나타난다.

해결책은 의외로 간단하다.

사람의 뼈, 근육, 장기 등을 튼튼하게 만들고 성장하게

* 참고 : 뇌에서 일어나는 모든 전기, 화학적 신호는 곧 우리 마음을 보여준다. 뇌는 곧 우리 마음을 행동으로 옮기도록 실행된다. 뇌 = 마음

만드는 것은 결국 먹는 음식이다. 심지어 몸 속을 구성하는 모든 세포, 호르몬, 효소 등을 비롯하여 마음과 관계되어 있는 신경전달물질, 호르몬 등도 음식으로 만들어진다. 즉, 음식이 몸과 마음을 만든다.

먹는 음식이 정상적이어야 몸도 마음도 정상적일 수 있다. 즉, 건강하게 음식을 먹어야 마음도 건강할 수 있다는 것이다.

이 책에서 소개하는 뇌의 특징과 영양을 이해하고 활용한다면 아이들의 학습에서뿐만 아니라 건강하고 행복한 삶을 영위하는 데 도움이 될 것이다.

이 책을 읽는 독자분들이 음식과 뇌의 중요성을 깨닫고, 좋은 음식으로 행복한 마음을 만들어나갔으면 하는 바람이다.

차례

뇌가 행복해지는 방법

우리의 뇌는 신기한 생각 발전소

엄마, 아빠 나도 똑똑하고 행복하고 싶어요.

어떻게 하면 부모님께 칭찬받고, 친구들에게도 인기있고, 매일매일 기쁠 수 있을까요? 나중에 훌륭한 사람이 되어 부모님께 효도하고 사회에서도 귀중한 사람이 될 수 있을까요?

부모님과 주윗분들이 저에게 정확하게 가르쳐 주시지는 않았어요! 왜냐하면 제가 정확하게 이해하지 못했고 또 실행하지 못했으니까요!

지난 번, 친구집에서 브레인박사 책을 보았어요. 이제는 똑똑해질 수 있는 자신이 생겼어요. 제가 깜박하거나 딴 행동을 할 때 브레인박사 책이 생각나게 되었거든요.

엄마, 아빠 제가 아는 범위에서 말씀 드릴게요. 제가 알면서 행동에 옮기지 못한 부분에 대해서는 부모님께서 도움을 주셔요.

우리들의 뇌

우리의 뇌는 신기한 생각 발전소래요. 뇌는 신경망이 잘 발달할수록 좋다고 했어요.

천재인 아인슈타인은 우리보다 신경망이 잘 연결되어 많은 일을 빨리 처리할 수 있고 창의적인 생각을 많이 할 수 있었대요. 뇌를 많이 알고 제대로 실천하는 만큼 우리 뇌는 똑똑해지고 뇌에서 나오는 생각과 상상력은 무한해진대요.

그래서 부모님께서 저에게 책을 많이 읽으라고 하셨나 봐요. 아인슈타인처럼 천재가 되려면 우선 책을 많이 읽어야 되겠네요? 하지만 생각만큼 잘 읽어지지 않고 오락하거나 친구들과 노는 것이 더 재미있어요.

브레인박사가 가느다란 전선에 과도한 전류를 흘려보내면 과부하 때문에 불이 난다고 가르쳐 주셨는데, 저에게 뛰놀 시간도 없이 학원에만 가라고 하시니 나의 뇌가 과부하된 거 같아요. 그래서인지 공부가 하기 싫고 스트레스가 생겨 오락이 하고 싶어요.

어떻게 하면 스스로 공부하고 또 놀 때는 신나게 놀 수 있을까요?

엄마, 아빠!

브레인박사 책에 뇌기반 적기교육이라는 말이 있었는데 들어 보셨어요? 저는 이해하기 좀 어려웠는데 생각나는 만큼 말씀드릴게요.

뇌신경망은 자연이 만들어낸 최고의 정보 통신망이래요. 컴퓨터의 중앙전산처리 역할과 같은 것 같아요. 좋은 컴퓨터일수록 빠르고 정확하잖아요!

신경네트워크는 올바른 교육과 훈련에 의해 계발된대요. 그러니까 두뇌와 교육은 밀접한 관계가 있다네요. 뇌는 고정된 것이 아니라 외부환경에 따라 평생 동안 끊임없이 변화하고 발달한답니다.

인간의 뇌는 태어나는 순간 만들어져서 완성되는 것이 아니고 무려 15년이란 긴 시간에 걸쳐 외부적 환경과 교육에 의해 천천히 완성된답니다.

우리 뇌는 기능별로 발달되는 시기가 결정되어 있는데 다만 학습능력만큼은 평생 동안 유지된답니다.

다음 그림은 신경 네트워크의 발달모습을 보여주는데 만 3세의 신경망이 매우 조밀조밀하게 보이죠? 이 신경망들은 많이 반복될수록 신경 네트워크는 점점 더 연결이 치밀하게 발달되어 튼튼해지고 안 하면 스스로 가지치기를 하여 신경 네트워크가 잘려나가 없어지니 예를 들어, 노래를 열심히 지속적으로 부르면 점점 잘하게 되는 것이고 산수공부가 어려워서 하기 싫어 안 하면 점점

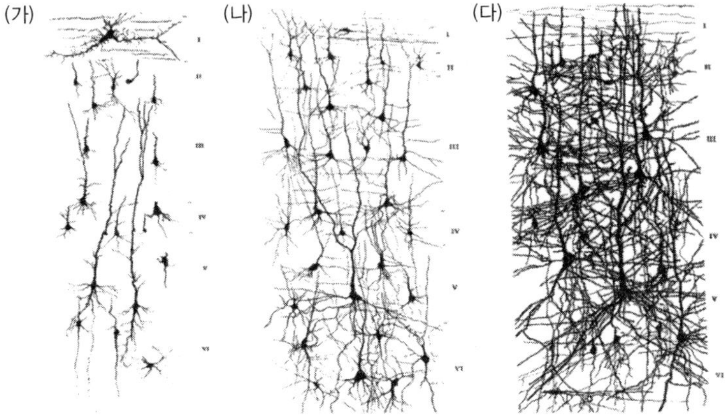

신생아 생후 3개월 3세

〈신경 네트워크의 발달〉

산수공부는 못하게 되는 거지요(산수공부를 하는 신경들이 없어지니까요).

저는 하기 싫은 공부를 어른들이 공부하는 것이 이상했는데 나이에 상관없이 평생 동안 공부하는 것이 뇌의 발달이나 노화를 지연시키는 데 매우 큰 도움이 된다고 하니 할머니, 할아버지께도 말씀 드려야겠어요. 그래서 엄마, 아빠도 늦은 나이에도 계속해서 공부를 하시는 거였네요!

한번 기회를 놓치면 다시는 오지 않는 것이 뇌 발달과정이라고 하니 난 잘했나, 어떡하지 하고 두려웠어요.

두뇌발달은 앞의 전두엽부터 뒤의 후두엽 쪽으로 이동하면서 발달한답니다. 전두엽은 가장 넓게 차지하고 있는 부위로 생각과 말을 담당한대요.

평소에 나는 발표력이 부족하고 친구들에게 설득력 있게 말을 하지 못하는 것이 전두엽 때문일까요?

그리고 두정엽은 신체를 움직이는 일과 입체공간적 인식기능을 담당하고, 측두엽은 언어적 능력과 청각에 관련된 일을 한대요.

또한 후두엽은 눈으로 보고 느끼는 시각적인 정보를 담당한답니다.

우리 뇌에서 생후 1년 동안에 발달되는 신경네트워크는 전체의 약 60% 가량이 완성되며, 생후 2년에서 3년 동안에는 전체 뇌신경 네트워크의 발달시기로 전체 네트워크

---

* 참고 : 신경망의 전정작용 = 가지치기

의 약 80%가 완성된답니다.

또한 이 시기에 가장 중요한 것은 부모님과 주변사람들의 따뜻한 사랑과 보살핌이랍니다.

기억이 정확하지 않지만 할머니도 예뻐해 주시고 아빠, 엄마께서 뽀뽀도 많이 해주신 것 같아요. 5세 이하의 유아들은 어떤 경험이나 정서 등 모두 스펀지처럼 받아들이는 시기이므로 스트레스나 방치, 무관심, 영양부족으로부터 보호해야 하며 사랑과 정서적 교류가 반드시 필요하대요.

그래서 애정결핍으로 성장한 아이들이 범죄에 빠지거나 성격이상이 되는 확률이 아주 높으며, 뇌도 정상무게에서 10~15% 가량 가볍다니 TV에 나오는 범죄자들은 어릴 때 부모님의 사랑을 못 받았나 봐요.

유치원시기는 인간다운 사고능력을 키워가는 시기랍니다. 이때에 제가 질문을 많이 했나요? 대부분의 아이들이 이 시기에 지적 호기심이 강하게 되어 질문이 많아진대요. 이유는 뇌 전체 네트워크의 90%가 완성되고, 그동안 저장된 다양한 정보들이 네트워크의 연결로 인해 종합되면서 새로운 분석능력과 사고능력이 생기면서 지적 호기심이 강하게 되어 질문들이 많아지는 것이래요. 그래서 부모님이나 선생님들이 보다 상세하게 설명을 해주고 배울 수 있는 기회를 많이 주어야 한대요. 박물관 방문이나 자연탐구 활동 등이 좋은 경험이 되겠죠.

잠깐잠깐 생각나는데요. 어릴 때 질문을 하면 엄마께서 칭찬을 해주신 적도 있고 어떤 경우는 이것도 모르냐? 하시며 때로는 귀찮아 하셨어요. 귀찮아 하는 엄마를 볼 때는 질문을 하고 싶지 않았어요. 그 시기에 칭찬과 스스로 생각해서 답을 말할 수 있게 해주셨으면 저의 전두엽이 더 발달하였겠죠?

발달순서에 따라 6세까지 모국어가 충분히 발달되어야 12세까지 제2외국어를 익힐 수 있는 최적시기랍니다. 유치원에서 영어 잘한다고 잘난 척하는 아이들 부러워하지 않아도 되겠네요? 유치원에서는 한글을 정확하게 알아야 학교에 가서 듣고 이해하고 받아쓰기도 잘 한대요.

더 나아가 초등학교와 중등학교를 다니게 되는 시기에 중요한 것은 스스로 학습할 수 있는 습관을 길들여야 한답니다.

15세까지는 좌 · 우뇌가 통합되는 시기래요. 인간의 뇌는 좌뇌와 우뇌가 기능적으로 분화되어 있는데, 좌 · 우뇌의 역할분담은 작업효율을 극대화시키기 위한 것이고, 실제로 한 가지 정보를 처리하기 위해서는 좌뇌와 우뇌가 협력적으로 일을 하여야 능률이 극대화된답니다.

십대초반의 뇌는 아직 성인의 뇌처럼 성숙되지 않았으므로 신중하게 의사결정을 하지 못하는데, 특히 위험한 생각이나 활동에 끌리지 않도록 주의를 해야 한다네요. 그래서 부모님은 물론 주변사람들의 사랑과 관심, 친구와의 올바른 관계형성을 통해 여러 가지 경험을 쌓게 해주는 것이 정서적, 신체적, 학업적으로 뇌발달에 큰 영향을 미치는 시기래요.

효율적인 뇌발달은 외부정보를 스스로 잘 처리해야 하는데, 외부에서 주입되는 주입식 교육과 단순 반복학습은 뇌발달을 편향되게 만들고 신경네트워크의 발달도 느리게 만든답니다.

선생님께서 외우지만 말고 이해해야 한다는 말씀과 벼락치기 공부 말고 예습 · 복습을 습관처럼 하라고 하신 말씀이 다 이유가 있었네요.

능동적으로 스스로 학습하는 뇌만이 제대로 신경네트워크를 발달시켜 똑똑한 뇌가 된대요.

누구나 자신의 뇌를 더 알고 뇌 발달과정과 기능을 이해하고 생활하면 똑똑하게 될 수 있다는 걸 알고 기뻤답니다.

엄마, 나의 뇌가 어떻게 생겼는지 하나하나 말씀드려 볼게요.

나의 뇌

우리 뇌는 크게 두 가지로 나누어 볼 수 있답니다. 첫째는 상위 뇌, 중위 뇌, 하위 뇌와 둘째로는 좌뇌와 우뇌로 나눈답니다.

호두 모양으로 생긴 우리 뇌는 제한된 공간 안에 많은 신경세포들을 담기 위해 라면처럼 쭈글쭈글한 모양으로 생기게 되었다네요. 그래서 뇌의 쭈그러진 주름을 전부 펼치면 신문지 두면 정도의 표면적이 된대요.

나의 뇌 속에는 조상으로부터 물려받은 모든 유전적 정

보는 물론이고 나의 모든 기억들과 공부한 내용, 기분 나쁠 때와 좋았을 때의 기분 등이 저장되어 있대요.

첫째로 상위 뇌, 중위 뇌, 하위 뇌로 구별할 땐 하위 뇌는 뇌간과 소뇌로 이루어져 호흡, 혈압, 심장박동과 같은 살아가는데 꼭 필요한 생명의 뇌라고 하구요. 파충류의 뇌라고도 한대요.

중위 뇌는 상위 뇌와 하위 뇌의 다리역할을 하며 나의 기분과 감정, 기억을 담당하여 감정의 뇌 혹은 포유류의 뇌라고 한답니다. 기분을 표현할 수 있는 것은 포유류 이

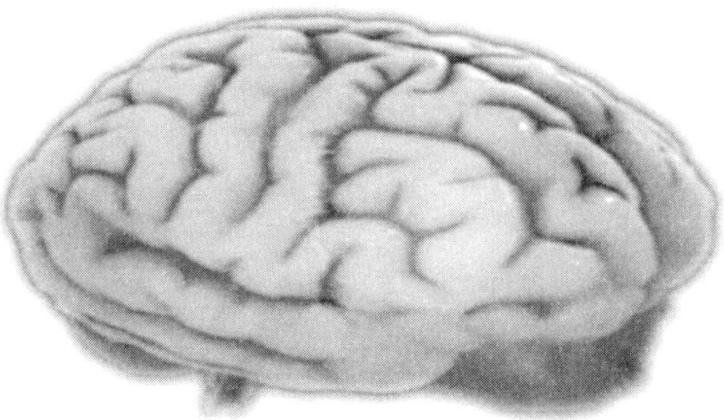

상이 할 수 있답니다.

상위 뇌는 대뇌피질로 고도의 정신기능과 도덕적 가치 판단, 미래에 대한 계획과 창조를 할 수 있는 인간 고유의 뇌로 이성의 뇌라 부른답니다. 이 대뇌피질이 발달한 덕분에 사람은 인류문명을 창조하게 되었고, 이성적이고 살기 좋은 환경으로 변화시켜왔다고 볼 수 있답니다.

얼마 전 뉴스에서 유명한 사람이 뇌사상태라 하여 엄마, 아빠께서 식물인간과 뇌사의 차이점을 두고 서로 정답이라고 주장하셨지요?

브레인박사 책에 정확하게 구별이 되어 있었어요. 뇌사란 뇌간을 비롯한 대뇌 전체의 기능이 정지한 상태로 대뇌의 활동이 멈추고, 무엇보다 무의식적인 호흡이 멈추어 인공호흡기를 달고 있지만 결국 죽음에 이르게 된대요. 이와 달리 식물인간은 대뇌가 손상되어 의식과 운동 기능은 잃었지만, 하위 뇌(뇌간)가 살아 있어 호흡과 소화, 흡수, 순환 등 기본적인 생명기능은 유지하고 있는 상태랍니다.

즉, 뇌사란 뇌간까지 모든 뇌가 죽어버렸지만 현대의학으로 생명을 잠시 동안 유지시키고 있는 상태이며, 뇌사판정 후에는 동의를 얻어 장기이식을 할 수 있고, 식물인간은 뇌간기능으로 스스로 숨을 쉬는 상태인 거래요.

엄마, 아빠 이제 정리가 되셨죠?

둘째, 좌뇌는 언어뇌라고도 하며 좌뇌가 발달하면 말을 잘하고 사람의 감정과 느낌 혹은 생각을 음성언어 또는 문자언어를 통해 정확하게 표현할 수 있고, 복잡한 문제가 요구하는 사항을 정확하게 판단하고 분석하며, 이를 순서대로 풀어나가는 능력이 우수하대요.

우뇌는 이미지 뇌라고도 하며 그림이나 음악감상, 스포츠활동 등 상황을 파악하는 능력과 예술, 창조작업 같은 감각적인 분야를 담당한답니다.

기억을 이미지화하여 머리에 파일형태로 저장하고 필요할 때 꺼내 쓰는 능력도 한답니다.

좌 · 우뇌의 발달시기를 살펴보면 그 시기가 다소 다르답니다. 우뇌의 발달시기는 4세부터 7세 사이가 가장 많이 발달하고, 좌뇌의 경우는 7세부터 9세 사이에 급속도로 성장합니다. 그러니까 아이들의 뇌는 세 살이 되기 전까지는 우반구가 더 발달되며, 좌반구는 교육과 함께 성장을 시작하기 때문에 유아들에게 첫 3년 동안은 우뇌가 일을 더 많이 한대요. 이렇게 좌뇌와 우뇌가 하는 일에는 차이가 있지만 좌뇌는 언어뇌, 우뇌는 이미지 뇌로서 서로 정보를 교환하면서 공동작업을 하고 있는 것이래요. 그래서 좌뇌형인가 우뇌형인가가 아니라 양쪽 뇌를 조화롭게 발달시켜 전뇌형이 가장 좋대요. 제가 공부를 잘하기 위해서도 양쪽 뇌를 모두 발달시킬 수 있는 전뇌교육이 필요하대요.

전뇌개발을 위한 방법으로는

1. 좌 · 우 신체를 균형적으로 사용하고

2. 양손을 사용하여

3. 감각을 이용한 상상력을 키우며

4. 음악, 미술, 체육활동을 많이 하고

5. 균형있는 식사와 적절한 수면을 취해야 한대요.

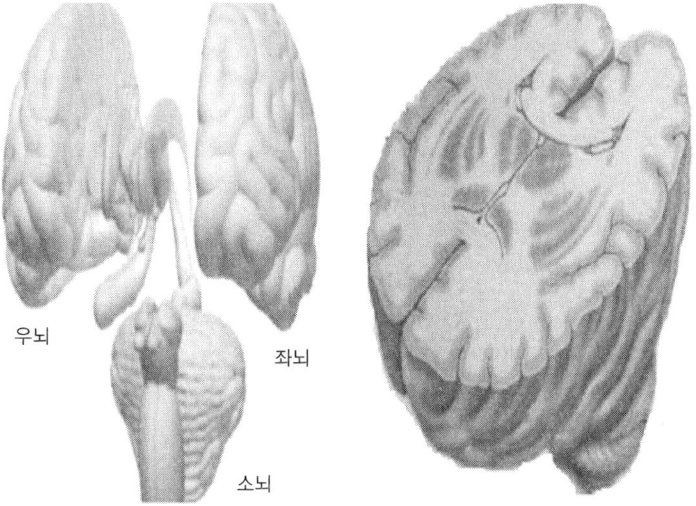

소뇌의 역할

박태환 선수나 김연아 선수처럼 되려면 어떻게 해야 하는지 알고 싶었어요. 브레인박사 책에 쓰여 있었어요. 소뇌하고 관련이 있답니다. 소뇌는 뇌에서 차지하는 크기는 약 1/10인데 뇌 전체 신경세포의 거의 반을 갖고 있는데 우리 몸의 자세와 균형의 유지, 평형, 근육긴장을 유지하며, 근육운동을 보다 세밀하게 만들고 여러 근육을 동시에 움직이게 한답니다. 반복연습을 통해 중요한 운동기술을 습득하고 기억할 수 있도록 해주는 운동 기억기능을 담당하기 때문에 장애가 생기면 근육긴장이 저하되고, 걸을 때

몸통의 운동조절 장애가 생기며, 움직임이 부자연스러워진답니다.

운동선수들 중에는 발달된 소뇌를 가지고 태어난 사람도 있지만, 평범하지만 꾸준한 연습을 통해 운동능력이 좋아지고 소뇌가 발달한 선수도 있대요. 세계적으로 유명한 마이클 조던이나 축구 황제라 불리는 펠레는 일반인보다 소뇌가 3~5% 더 크다고 알려져 있구요. 박태환 선수, 김연아 선수처럼 멋지고 훌륭한 선수들은 운동능력이 발

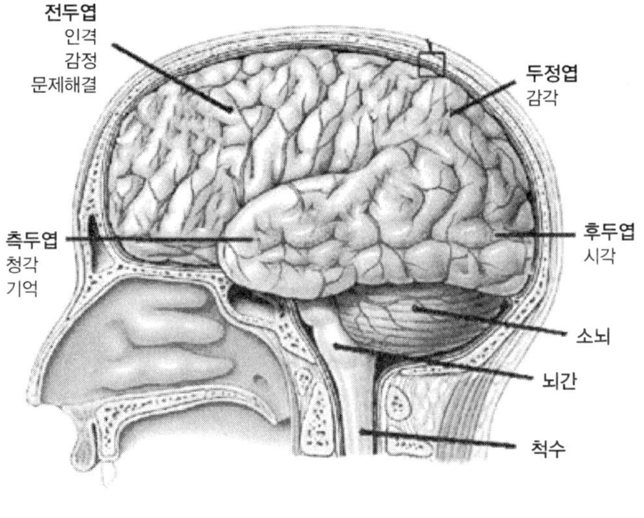

달하는 5세 전후부터 운동을 시작했기 때문이구요.

소뇌는 유아기에 현저하게 발달되며 12세가 되면 95%가 발달된답니다. 수영이나 줄넘기와 같은 전신운동과 피아노 같이 손을 많이 움직이는 것이 몸과 뇌발달에 매우 좋답니다.

소년의 뇌와 소녀의 뇌

우리 반의 여자아이들은 왜 우리와 노는 것이 차이가 있을까 궁금했는데, 그것이 남자의 뇌와 여자의 뇌 차이 때문이래요.

남자의 뇌는 구역에 따라 하는 일이 정해져 있지만 여자의 뇌는 하는 일이 넓게 분포되어 있답니다.

가령 남자아이는 움직이는 것을 좋아하고 새로운 것에 흥미를 뺏기지만, 여자아이는 색 있는 것, 인형, 꽃 등에 마음을 준대요. 유아기와 아동기를 거치면서 우리 뇌는 폭발적으로 발달을 한대요.

이 시기에 어떻게 하느냐에 따라 우리들의 미래가 달라진답니다. 오감을 자극하는 놀이, 엄마, 아빠의 사랑이 많이 필요한 시기랍니다. 사랑을 많이 받으면 면역력도 커지고, 뇌발달도 잘 되고, 친구들과도 잘 어울리고, 기분도 좋아지므로 어른이 되면 행복하고 성공한 사람이 된대요.

남자는 여자와는 달리 일반적으로 좌뇌를 많이 사용한대요. 그래서 수학, 과학 같은 논리적 과목을 잘하는 경향이 있고, 반면에 여자는 우뇌가 더 발달을 해서 감정이 풍부하고 예술감각, 직감력이 뛰어나며 언어를 관장하는 부위가 더 커서 어휘력이 발달되어 사용하는 단어의 수가 남자보다 훨씬 더 많대요. 그래서 여자들이 수다가 많은가 봐요.

뇌의 크기도 남자가 10% 가량 크나 지능지수의 차이는 거의 없답니다. 우뇌가 더 발달한 여자는 감정에 쉽게 몰입하기 때문에 남자보다 우울증에 걸릴 확률이 두 배나 더 높으며, 그래서 여자애들이 삐지기를 잘하나 봐요. 좌 · 우뇌의 역할과 상호교류를 원활하게 하는 뇌량이 더 발달한 여

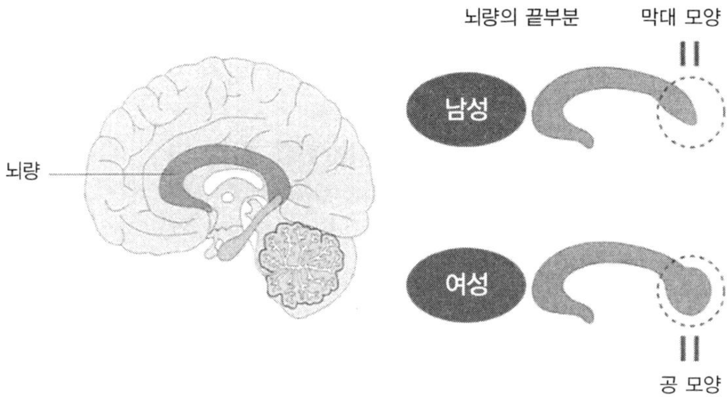

〈여자와 남자의 뇌량 차이〉

자는 동시에 두 가지 일을 하는 것이 가능하나 남자는 그렇지 못하는 경향이 있답니다. 아빠가 TV를 보실 때 엄마께서 다른 부탁을 하면 싫어하시고, 엄마는 설거지하시면서도 제가 공부를 하는지, 안 하는지 아시는 것이 뇌량 차이 때문이었어요.

성별에 따른 지도방법도 다르답니다.

유아 여자아이들에게는 '만일 어떤 아이가 너를 때린다면 네 기분은 어떠하겠니?' 라는 감정에 호소하는 방법을, 반면에 남자아이는 볼기를 때리는 강압적인 방법이 효과적이랍니다.

유치원이나 초등학교 저학년 아이들에게는 동생의 장난감을 연못에 던졌다면 그에 상응하는 벌을 주어야 한답니다. 많은 부모들이 별일이 아닌데도 자녀들에게 처벌을 내린 후 자신이 내린 결정을 번복하는 실수를 한답니다. 이 나이의 자녀에게는 부모가 잘못된 행동에 처벌을 내리면 그것이 반드시 지켜진다는 것을 알려주어야 한답니다. 규칙에 관한 한 자녀와 협상해서는 안 되는데, 실은 저 역시 떼를 많이 썼죠?

9~14세 때는 일생 중 그 어느 시기보다 친구와의 관계가 중요한 시기로 어떤 친구와 사귀느냐가 인격형성에 영향을 미치므로 바람직하지 않은 친구나 그룹에 속해 있다면 빠져나오게 하는 것이 방법이랍니다.

엄마가 좋은 친구만을 사귀라고 했을 때, 섭섭했었는데 엄마로서는 이유가 있으셨어요. 10대의 뇌는 투쟁 중? 10대의 뇌는 완전 두 개의 시스템으로 운영된답니다. 충동적이며 친구들과 함께 있을 때 두 배의 자극을 받는 편도체의 역할과 억제시스템(마치 브레이크)의 작동인 전전두엽의 역할이 공존한답니다(그래서 가끔 화를 참지 못하고 '욱' 하는 경우가 생기기도 한 이유래요). 10대 소년의 뇌에는 쾌락중추가 어른이나 아이와 비교하여 거의 마비수준이랍니다. 웬만한 자극으로는 흥분이 안 되어 더 강한 자극을 원하기도 하는 시기이지요.

또한 남자의 언어기능은 좌측이지만 여자의 언어기능은 좌·우뇌에 걸쳐 있답니다. 뇌구조의 성차가 뇌의 기능면에서도 차이를 드러냅니다.

예를 들면, 남녀의 청력은 신생아 때부터 다릅니다. 여자아이들이 남자에 비하여 민감하기 때문에 음악치료는 여자아이들에게 더 효과적이랍니다. 또한 여자아이들이 사람의 표정을 더 잘 읽는대요. 얼굴을 바라보는 여자아기, 모빌을 쳐다보는 남자아기 그리고 소녀는 명사를 그리고 소년은 동사(움직임)를 그린답니다. 그만큼 뇌가 각각 다른 방식으로 작동한다는 뜻이랍니다.

남자아이와 여자아이는 좋아하는 장난도 다른데 남자아

이는,

1. 전투, 격투기놀이 등 경쟁놀이를 좋아하고 스포츠를 좋아하며, 상상 속의 적과 맞서 싸우고 물건을 쌓았다 부수며 새로운 전율을 찾아다닌다.
2. 자동차, 비행기 충돌 같은 액션그림, 역동적 움직임에 집착하고, 신체적 한계를 시험하면서 세상에서의 자기위치를 확인한다.

반면 여자아이는,

1. 순서를 지키며 노는데 남자아이보다 능숙하며,
2. 또래들과 어울려 그룹 속에서 놀기를 좋아한다.

작업을 할 때도 소녀들은 고도로 발달한 대뇌피질을 활용하는 반면 소년들은 편도나 해마 등 원시적인 부분을 활용한답니다.

소년과 소녀는 고통을 느끼는 정도가 다르기 때문에 스트레스에 도전하는 소년, 스트레스를 피하는 소녀, 소녀들의 우정은 함께 있는 것, 함께 시간을 보내는 것, 함께 대화하는 것이다. 반면 소년들의 우정은 가만히 앉아 노는 것보다는 신체적으로 움직이며 어떤 게임이나 활동에 대한 관심을 공유할 때 발전한답니다. 거짓말은 남자가 여자보다 훨씬 거리낌 없이 한다고 보고되었답니다.

두뇌조직에 대한 해부학적 차이로 언어와 청각에 관련된 뇌중추의 경우 여자가 11% 더 많은 신경세포를 갖고 있으며, 여자는 2만 개의 단어를 사용하며 남자는 7,000개의 단어를 사용한답니다. 정서와 기억을 형성하고 유지하는 부분인 해마상 융기도 여자가 남자에 비해 더 크며, 분노를 억제할 수 있는 격막부분도 여자가 더 발달되어 참을성이 더 있습니다.

당면한 문제에 집중하여 옳은 판단을 내릴 수 있는 전전두엽이 여자가 크며, 성숙도 1~2년 더 빠르기 때문에 어렸을 때 여자아이가 남자아이들에 비해 더 어른스러운 이유랍니다. 반면에, 행동과 공격성을 지배하는 뇌중추(편도)는 남자가 여자에 비해 더 크기 때문에 감정조절이 어려우며, 충동성이 높답니다. 하지만 인지적 공감과 방향감각,

관련자의 관점을 고려하여 조합할 수 있는 두정엽은 남자가 발달되어 있어서 흔히 길을 남자가 더 잘 찾는다고 하는 이유랍니다. 남보다 앞서려는 욕구, 감정을 조절하고 사회적인 기본적 실수를 저지르지 않도록 막아주는 대상회 부분도 남자가 더 발달되어 있답니다.

시상하부에 위치한 성적 추구영역, 충동에 할애된 공간도 남자가 여자에 비해 2.5배 더 크며, 자폐스펙트럼 장애나 아스퍼거 장애(사회성 결여와 같은 문제)의 경우 남자아이들이 여자아이보다 발생빈도가 8배 이상 높답니다. 슬픈 반응을 보이는 사람에게 남자들은 40% 반응하며, 여자들은 90%가 반응을 보입니다.

TV나 영화를 볼 때 여자애들이 잘 우는 이유이지요. 정서적인 이미지를 관찰할 때 여자들은 9개 영역과 좌 · 우뇌를 동시에 사용하며, 남자들은 두 개 영역과 한쪽 뇌만 사용한답니다. 동기부여의 중추라고 하며 동기보상을 유발하는 도파민을 생산하는 복측피개영역이 남자의 뇌에서 더 활성화되어 있답니다.

언어의 뇌

말을 하는 곳과 이해하는 곳이 다르답니다.

브로카 영역은 말을 하는 곳으로 좌반구 전두엽 부분으로 1861년 프랑스의 폴 브로카 박사는 말을 이해하지만 평생 '탕탕탕' 소리만 냈던 사람의 뇌를 살펴보니 왼쪽 뇌에 손상을 발견하고 그 부위의 손상이 실어증과 관련 있다라고 보고하였고, 이곳이 손상되면 말하는 데 장애가 생겨 말을 더듬거나 힘겹게 하게 된다는 것을 발견했답니다.

베르니케 영역은 10년 뒤 독일의 신경학자 베르니케 박

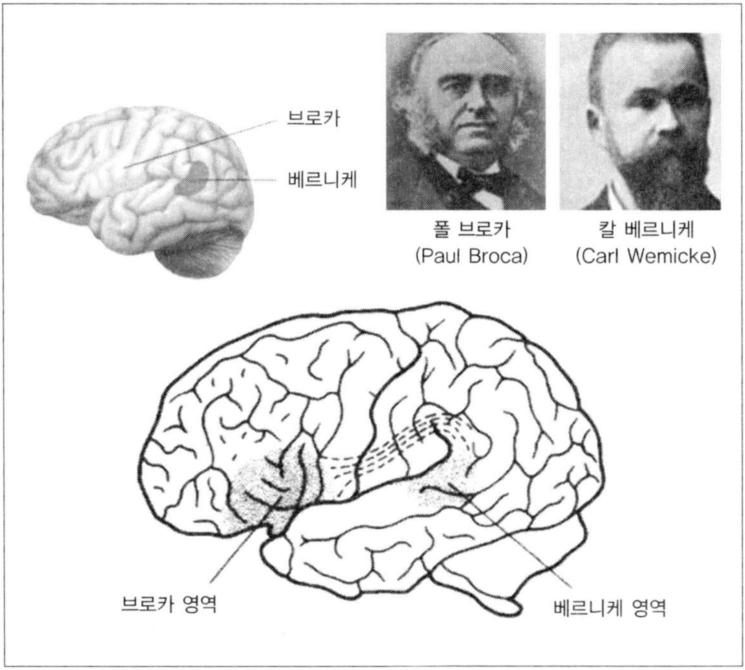

〈브로카 영역과 베르니케 영역〉

사가 말은 잘하지만 말의 의미를 이해할 수 없고, 내용이 연결되지 않는 것을 발견하고 그 의미해석에 관여하는 것으로 보이는 영역을 발견해서 베르니케 영역으로 명명되었습니다. 말은 베르니케 영역을 거쳐 의미를 해석한 후 브로카 영역을 거쳐 말이 나오게 됩니다(듣고 → 이해하고

→ 말하기). 베르니케 영역은 2세 전후에 진행되며 말을 하는 브로카 영역은 6세 전후에 완료가 된답니다.

감각의 방송국인 시상과 항상성 조절의 시상하부

시상은 모든 감각을 받아들이는 곳으로써 후각(냄새)을 제외한 모든 감각(시각, 촉각, 미각, 청각)이 들어오고 나가는 양방향 중계소 역할을 한답니다.

시상하부는 시상 아래에 위치하며, 뇌하수체와 연결되어

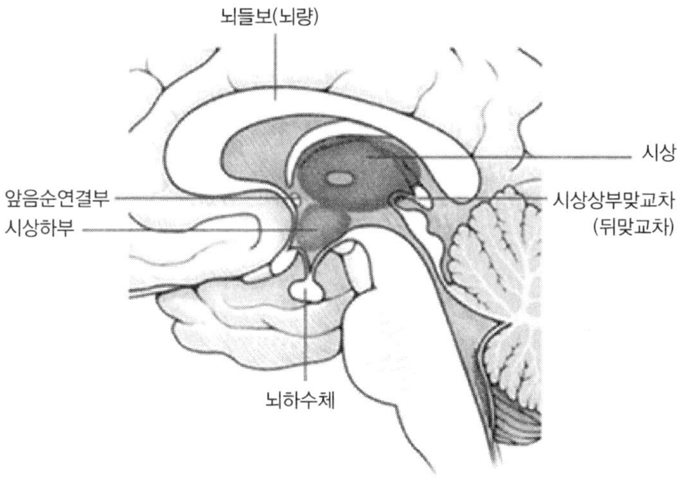

자율신경을 조절하는 곳으로써 호르몬과 행동적 생체주기와 복잡한 신경내분비계의 항상성 유지 및 변연계통과 연결되어 다양한 생체반응을 자동 조절하는 곳이랍니다. 그 예로 음식섭취, 성, 체온, 배고픔, 갈증, 피로, 수면, 생체주기 등을 조절한답니다. 또한 교감신경과 부교감 신경을 모두 조절하며 인체의 안정을 유지하기 위해 몸의 항상성을 조절하는 중요한 역할을 합니다. 약 5g 정도 하는 아주 작은 부위이지만 하는 일은 무지하게 많답니다.

기억

공부를 잘 하려면 어떤 뇌기능이 좋아야 하는지 찾아보았어요.

학습이라는 것은 곧 기억을 말하는 것이라고 생각할 수 있는데, '기억' 이라고 하면 우리 뇌에서는 해마와 편도체를 떠올립니다. 해마는 그 생김이 바다 물고기와 생긴 모습이 비슷하여 붙여진 이름으로 삽화기억이나 단기기억(몇 분에서 며칠까지 지속되는 기억)은 해마와 관련이 있답니다.

우리가 보고 듣는 모든 것이 기억회로에 저장되지 않더

라도 잠시 동안 뇌에 남아있다가 중요한 것은 선택되어 회로에 저장되는 거래요. 예를 들어, 많은 장난감 중에 어떤 것은 내가 어릴 때 어떤 이유로(감정상) 좋아했던 것일 경우 그것은 기억회로에 간직되는 경우인가 봐요.

장기기억은 단기기억에서 옮겨진 것들 중 오랫동안 반복되어 만들어진 기억이나 특별히 아주 중요한 것을 말하는 것으로 전두엽에 저장된다고 하나, 확실하진 않으며 단기기억에 비해 안전하게 보관되어진다라고 할 수 있답니다.

질병으로 인한 해마의 손상은 드문 경우이지만 어른의 경우 오랫동안 술을 많이 마시면 해마부위가 손상되어 깜박 기억력이 떨어져서 잘 잊어버릴 수도 있고, 거짓말도 잘하는데 이는 기억을 보충하려는 것이라고 합니다. 특히 기억력이 없는 사람의 거짓말을 작화증이라고 하지요. 또한 노인이 되어 건망증이 생기기도 하고, 무섭고 슬프지만 치매일 경우 심해지면 가족을 몰라보는 것은 물론이고 젓가락 사용법도 모르게 될 수도 있답니다. 운동을 많이 하

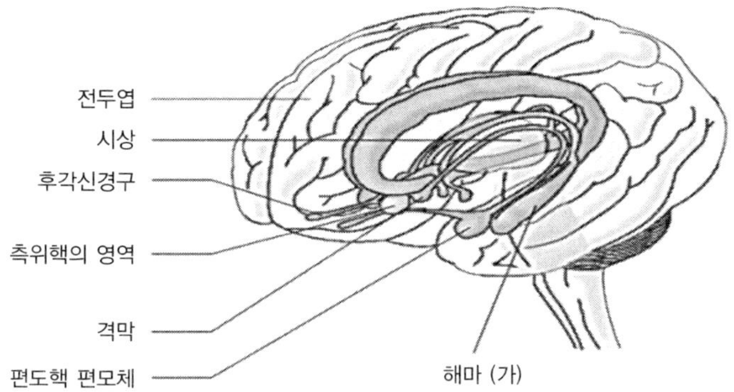

〈해마 – (가) 해마의 뇌내 위치〉

면 근육을 튼튼하게 만드는 것처럼 두뇌를 많이 사용하면 기억기능의 발달, 유지에 도움이 되며, 균형잡힌 영양섭취, 특히 소량의 비타민, 미네랄, 무기질이 많이 들어 있는 신선한 야채, 과일을 충분하게 먹는 것이 좋답니다. 이렇게 신경세포를 여러 번 자극(학습)하여 상호연결이 원활하게 되면 신경망이 튼튼해져 기억력이 좋아지고 똑똑하게 된답니다.

천재는 태어나는 것인지(유전적인지) 만들어지는 것인지 많이 궁금했어요.

죽은 신경세포는 되살아나지 않지만 살아 있는 뇌 신경세포는 외부자극에 의해서 근육처럼 튼튼해진답니다. 그리고 새로운 세포가 계속 생기고 있답니다. 나이가 들어도 재미있고 신선한 지적 자극은 뇌의 발달을 촉진하고 영향을 준다고 하니 엄마, 아빠도 걱정하지 않으셔도 되겠습니다. 중요한 구조와 기능은 유전자에 의해 결정되지만 미세한 구조와 기능은 교육과 환경에 의해 변화가 가능하다니 천재도 노력에 의하여 만들어질 수 있다는 것이지요.

편도체는 뇌의 중앙 아래에 위치하고 있으며 아몬드 모양으로 생겼답니다. 위험을 감지하는 탐지기와 같은 역할을 하며 불확실하거나 위험을 느낄 때 활성화되는데 이것은 우리 몸을 안전하게 지키기 위해서지요.

수면

수면의 중요성에 대하여 알아보겠습니다.

수면은 건강과 공부에 밀접한 관계가 있다고 늘 말씀하셨어요. 수면은 낮 동안 쌓였던 정신적 · 신체적 피로를 회복시키고 휴식의 시간을 뇌에 제공하여 다음 날 우리가 활동할 수 있도록 한답니다. 충분한 수면이 제공되지 않는다면 단기기억, 장기기억의 고정과 정리에 영향을 주어 학습장애를 일으킬 수 있으며 피곤, 기억력 장애 심하면 감각장애 등의 신경-생리학적 현상까지 나타날 수 있답니다.

그밖에 정서적 불안정, 우울증, 일상생활 기능상실, 자율신경계 장애, 위궤양, 야뇨증, 두통, 불합리한 사고, 흥분된 사고기능, 스트레스 호르몬 증가로 근심, 걱정, 불안 등을 일으킬 수 있답니다.

예전에 4당5락이라는 말이 있었는데 이는 4시간 자면 붙고 5시간 자면 떨어진다는 말로 해석되었는데, 뇌의 관점에서 보면 틀린 말이랍니다. 수면은 인간이 하루 동안 배우고 기억한 내용을 REM(몸은 움직이지 않고 정신활동만이 있는 수면, 잠들어서 90분 간격으로 온다) 수면을 통해 장기기억으로 바꾸어 주기 때문에 충분한 수면은 뇌의 장기기억 능력과 학습능력을 향상시켜 주는 중요한 요소라고 할 수 있답니다.

이러한 REM 수면은 밤 11시부터 아침 8시까지 총 5회에 걸쳐서 발생하며 이 수면시간을 통해 뇌 속의 단기기억들을 장기기억으로 바꾸어 주게 된답니다. 뇌의 단기기억들을 장기기억으로 바꾸어 주어, 학습능력을 신장시키고 기억력을 향상시키기 위해서는 REM 수면을 5회 이상 취

할 수 있는 7~8시간의 수면시간이 적당하며, 이러한 수면시간을 확보하면 정보처리능력이 향상되어 기억력이 매우 향상되고 공부도 잘 할 수 있답니다. 적어도 6시간 정도는 잠을 자야 그동안 멜라토닌 분비가 활성화되고 편안하다고 느껴지는 안정의 신경전달물질인 세로토닌도 잘 분비되어 키도 크고 우리의 몸이 건강하게 되어 긍정적이고 즐거운 삶을 살 수 있다고 합니다. 이렇듯 수면이란, 뇌와 몸을 쉬게 하기 위한 중요한 기능이랍니다. 잠은 우리에게 휴식과 건강을 지키는 것이기에 시간을 지켜 잘 자는 것이 매우 중요하답니다.

엄마가 늘 말씀하시는 일찍 자고 일찍 일어나는 어린이가 건강한 어린이라고 하셨죠? 이제는 알았으니 노력할게요.

공감하기
– 거울뉴런

따라하기(모방)는 어떻게 하게 되는지를 알아보았어요. 거울뉴런이라는 것이 있었는데요.

이 신경세포는 다른 동물의 행동을 "거울처럼 보여준다(mirror)"라고 표현합니다. 그것은 마치 관찰자 자신이 스스로 행동하는 것처럼 느낀다는 뜻이래요. 관찰 혹은 다른 간접경험만으로도 마치 내가 그 일을 직접 하고 있는 것처럼 반응한다는 것이랍니다.

그렇다면 왜 이런 거울뉴런이 존재하는 것일까요? 인간은 사회적 존재이며 사회 내에서 다른 구성원들과 의사소

통하면서 생활해야 하는데, 친구들의 의도를 파악하고 공감하며 이를 위해 언어 등 의사소통 수단이 반드시 필요하잖아요.

이러한 모든 것들을 직접 경험해야 한다면? 엄청난 시간과 비용이 소모될 것입니다. 아이들은 어떻게 다양한 활동들과 언어를 배울까요? 바로 모방, 즉 '따라하기'를 통해서랍니다. 무언가를 따라하기 위해 타인의 말이나 행동을 유심히 관찰할 때 아이들의 뇌 안에서 거울뉴런들은 열심히 반응합니다. 자신도 그 말이나 행동을 하는 것처럼 느끼기 위해서랍니다.

공감은 누가 더 잘할까? 내 앞에 있는 사람이 아프면 누가 더 같이 아파해 주는 경향이 있을까? 남자일까요, 여자일까요? 일전에 EBS에서 실험한 공감연구를 종합하면 이러한 공감은 남성보다 여성이 더 많이 한답니다. 엄마의 슬픈 표정을 보여주고 남자아이와 여자아이의 반응을 살펴보았는데 여자아이들은 거의 모두 엄마의 슬픈 표정을 보고 공감하여 울음을 터트렸는데 비해 남자아이는 대다

수가 눈치를 채지 못했습니다.

거울뉴런(별표)은 다음 그림과 같이 뇌의 세 곳에 분포한답니다. 전두엽 전운동피질 아래쪽과 두정엽 아래쪽, 측두엽, 뇌섬엽 앞쪽입니다. 만약 거울뉴런이 작동을 안 한다

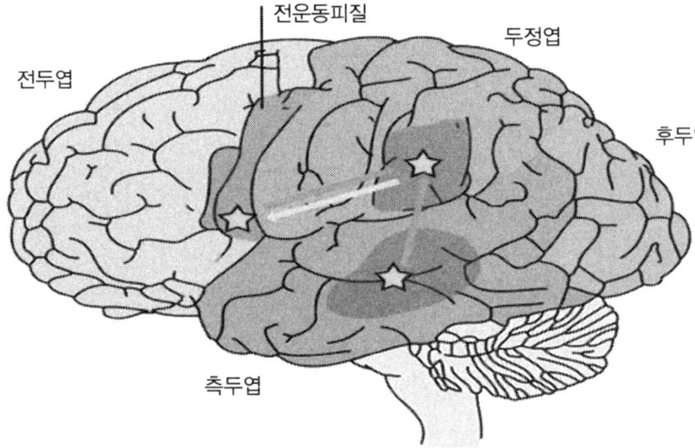

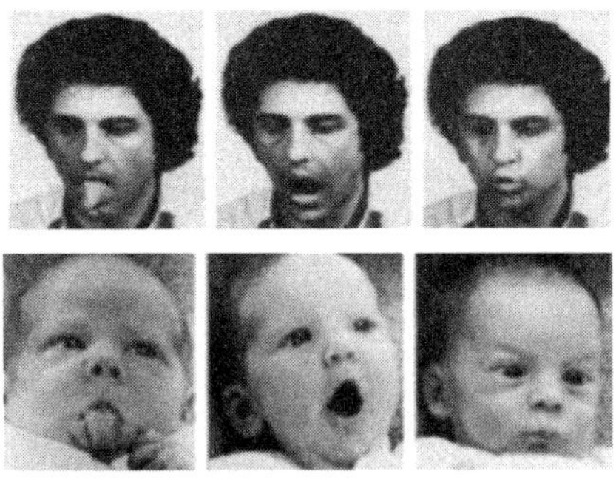

면 어떻게 될까요? 자폐환자들은 타인의 감정을 못 읽지요. 그래서 관계맺기가 어렵지요. 인간관계에서는 얼마나 잘 공감하고 소통을 얼마나 잘 하느냐에 성공의 여부가 달려 있다라고 말할 수 있으니 거울뉴런도 중요하네요.

똑똑한 자녀로 키우려면 긍정적인 말과 행동을 하도록 솔선수범하며 자녀와 대화를 많이 하여 그들을 이해하도록 노력하며 균형잡힌 식사를 하게 하고, 운동을 많이 할 수 있게 해주고 스트레스를 줄여주는 것이 필요하답니다.

자기주도학습

엄마, 저도 학년이 올라가면 자기주도학습을 해서 공부 잘 하는 아이가 되고 싶어요.

자기주도학습을 잘 하고 행복해지려면 영양섭취를 잘해야 한대요. 저는 평소에 무엇이든 잘 먹는다고 생각했어요. 햄버거, 피자를 특히 좋아하죠.

브레인박사 책에서 보면 적게 먹어서 영양이 부족한 경우도 있고 저처럼 햄버거나 피자 등 인스턴트 식품을 많이 먹는 경우도 전체 열량은 높지만 필수영양소가 부족하여 영양불균형에서 오는 영양실조로 똑똑한 밥상이 아니라네요.

엄마, 똑똑한 밥상이 무언지 아셔요?

전 알아요.

똑똑한 밥상

우리의 뇌는 공부하고, 생각하고, 웃고, 화내는 등 많은 일을 하고 있기 때문에 많은 영양소가 필요하대요.

저의 영양과 식습관이 뇌발달에 중요한 영향을 미친다고 하였어요. 뇌에 공급되는 영양분이 무엇인가에 따라 뇌발달이 좌우된대요.

엄마께서 저를 위하여 시간과 정성과 노력을 투자하신다는 것은 알고 있어요. 하지만 학원이나 선생님을 선택하는 일보다 이 점이 더 중요하다는 것을 아마도 엄마께서 모르고 계실거라구요.

머리가 좋아지는 음식이 어디 있어? 있다면 누가 안 먹겠니? 라고 엄마께서 반문하시겠지만 똑똑해지는 밥상이 분명히 있대요.

언제, 무엇을 먹었는지에 따라 성격은 물론이고 머리의 좋고 나쁨까지 결정된다니 신기한 일이죠?

내가 행복해 하는 마음, 짜증내는 것, 부모님과 선생님을 대하는 태도, 공부하는 방법, 자기주도학습, 친구들과의 관계, 하물며 반장이 되고 안 되고도 내가 먹는 음식과 관계된다니 놀라웠어요.

가장 나쁜 것은 아침을 굶는 것과 콜라, 햄버거, 피자를 많이 먹는 거라 하였는데 내가 제일 좋아하고 잘 먹는 것이고, 늦잠자서 매일 아침을 안 먹었는데 큰일 났어요. 왜냐하면 뇌는 저장하는 곳이 없고 필요할 때마다 그때그때 포도당을 연료로 사용하는데 규칙적이고 균형잡힌 식사가 꼭 필요하다고 했어요.

특히 아침밥을 안 먹으면 저녁부터 아침 그리고 낮까지 이어지는 긴 시간 동안 뇌는 영양부족 상태가 되어 제대로 왕성하게 기능을 실행하기가 힘들게 되겠지요. 그래서 제가 종종 수업시간에 집중도 안 되고 괜히 짜증도 자주 났었나봐요. 친구들이 볼록 나온 나의 배를 보고 찐빵 같다고 하고 너무 뚱뚱하다고 여자애들이 놀리고 반장도 안 시켜주었지요. 이제는 꼭 아침을 먹어야겠어요.

비만을 해소하려면

엄마, 내가 가장 신경 쓰이고 바꾸고 싶은 것이 무엇인지 아셔요?

공부보다는 키 크고 날씬해지고 싶어요. 엄마, 아빠처럼 나이 들어서 뚱뚱하면 큰일이잖아요. 우리 가족 전부의 문제라서 비만에 관해서는 열심히 책을 읽었어요.

비만의 정의는 영양을 과잉으로 섭취하면서 먹은 것만큼 소비하지 않으므로 여분의 에너지가 지방으로 변하여 몸 안의 지방조직(체지방)이 비정상적으로 증가한 형태를 말한대요.

최근 들어, 비만에 대한 현대인들의 관심이 고조되어 비만을 치료하려는 사람들이 기하급수적으로 늘어남에 따라 비만을 치료하는 방법이나 이를 치료하는 곳도 급속도로 늘어가고 있는 실정인데요.

이렇게 비만이 문제가 되는 것은 이로 인한 질환이 문제가 되기도 하지만 요즈음은 외모에도 많은 관심을 갖기 때문이겠지요.

비만을 치료하는 방법도 수십, 수백가지래요. 이들 중에는 탁월한 효과를 발휘하는 방법이 있는가 하면 일시적인 효과만 있고 치료를 중단하면 다시 원상복구 내지 악화되는 경우도 있답니다.

식욕억제 효과, 체지방분해, 지방분해 대사의 촉진, 자율신경계의 조절작용, 부작용의 감소, 경제적인 이점, 간편한 방법 등 무엇이 있을까요?

일상생활에서 가장 효과적인 비만치료의 방법이 무엇인지 열심히 찾아보았어요.

비만은 인간에게 많은 스트레스를 주는 중요한 원인이

된답니다. 특히 미용적인 측면에서도 많은 사람들에게 스트레스를 주는 원인이 되고 있답니다.

비만은 단순성 비만과 증후성 비만으로 분류되는데, 대부분의 비만은 에너지의 섭취와 소비의 불균형에 의한 단순성 비만으로 알려져 있답니다. 그러나 여러 질환이 원인이 되어 하나의 증상으로 나타나는 증후성 비만도 있습니다.

또한 중추신경계 내에서 일어나는 식욕충동에 의해 섭취조절이 되지 않아 비만이 발생하는 것으로 심인성, 신경성으로 구별되는 조절성 비만과 음식 섭취량과는 관계없이 선천적 또는 후천적 원인으로 대사에 이상이 생겨 지방조직이 증식되거나 당이 에너지로 사용되지 못하고 지방조직으로 흘러들어가 지방으로 변하여 발생하는 비만이 있다고 합니다.

이와 같은 비만의 원인을 살펴보면, 단순히 음식물의 섭취나 운동부족 등에 의한 원인 외에도 신체의 특정한 기능, 특히 뇌의 기능과 관련된 것들도 적지 않음을 알 수 있답니다.

또한 비만의 결과로 생겨나는 스트레스 등 심리적 요인은 개인의 뇌기능에 상당한 영향을 준다고 합니다.

연구에서 밝혀진 바로는 비만인 집단이 질병에 대한 저항력이나 스트레스를 이겨낼 수 있는 능력이 현저하게 떨어진답니다.

비만의 원인과 종류

비만의 원인과 종류를 정리해 볼게요.

우선 비만의 원인에 의한 분류는

① 유전인자에 의한 비만

② 환경적 요인에 의한 비만

③ 심리적 요인에 의한 비만

④ 에너지 대사의 불균형에 의한 비만이 있대요.

환경적인 요인에 의한 분류로는

① 단순성 비만(제1차성 비만) : 일반적인 비만이론으로서

영양의 과잉섭취와 운동부족으로 일어난 비만이 제일 많으며,

② **증후성 비만(제2차성 비만)** : 주로 내분비계의 이상으로 갑상선 기능 저하증이나 부신피질 호르몬의 이상으로 온답니다.

지방세포에 따른 유형

① 지방세포의 크기가 비대하여지는 것으로서 청 · 장년층에서 발생, 비만증의 지방세포가 정상인보다 35~45%가 더 크답니다.

② **지방세포 수량 증식형** : 탄수화물, 지방 등을 과다섭취함으로써 급속한 체중증가를 일으키는 것으로서 지방세포 수량이 증식한답니다. 소아들은 지방조직 증식이 주로 많대요.

체지방 분포에 따른 유형

① **복부비만(남성형)** : 피하지방 비만, 장간막내장형 비만

② 둔부형 비만(여성형) : 하반신마비, 하체비만, 둔부형 비만, 말초형 비만

③ 상체형 비만 : 어깨 · 견배부, 견관절, 상완골, 가슴부분

④ 국소형 비만 : 종아리, 대퇴부, 둔부, 가슴, 어깨 등이 있답니다.

일반적으로 여자는 둔부나 대퇴부에 지방이 많이 축적되는 둔부형(臀部型) 비만이 많은 반면, 남자는 복부에 지방이 축적되어 있는 복부형(腹部型) 비만이 많답니다. 복부비만을 중심성(中心性) 비만, 상체형(上體型) 비만, 남성형 비만, 사과형 비만이라고도 한대요.

둔부비만을 하체형(下體型) 비만, 말초성(末梢性) 비만, 여성형 비만, 서양배형 비만이라고도 하구요. 복부비만 중에서도 내장지방(內臟脂肪)과 피하지방(皮下脂肪)의 분포에 따라 다르며, 내장형 비만에서 심혈관(心血管) 질환의 발생위험이 높으며, 특히 고혈압 · 당뇨병 · 고지혈증 등 대사증후군(代謝症候群)의 위험이 높답니다.

여성들은 폐경 후에 복부형 비만이 급격히 발생한답니다.

비만에 해당되는 대표적인 장부는 비장, 신장, 소장이랍니다.

비장은 영양섭취, 식욕억제를 조절해 주며, 신장은 수분조절, 소장은 영양흡수를 조절하는 효과가 있답니다.

비장의 기능이 너무 항진되면 소화효소가 과잉생산되어 쉽게 허기지는 상태가 되며, 신장이 실하면 수분조절이 안 되어 붓거나, 혈액순환이 안 되어 몸이 냉하게 된답니다.

그리고 소장은 영양물질을 받아들이는 곳이랍니다. 음식물의 소화흡수에 이상이 생겨서 소화되지 않은 음식물이 배설되거나, 살이 지나치게 찌는 경우는 소장의 흡수와 관계가 있답니다.

영양의 섭취조절방법, 효과적인 에너지의 소비가 병행되어야 한답니다.

인체의 에너지는 기초 대사량에서 57%가 소모되고, 운동요법에서 20%, 음식물 소화흡수, 배설에서 23%가 소모된답니다. 비장은 영양섭취, 식욕억제를 조절해 주며, 신장은 수분조절, 소장은 영양흡수를 조절하는 효과가 있답니다.

현재 비만의 치료방법을 살펴보면 국소비만, 즉 신체 특정 부위에 국한되어 지방이 축적된 경우는 성형외과에서 지방흡입술, 초음파분해술, 전기분해술 등이 효과를 인정받고 있답니다.

전신비만의 경우는 식이요법, 운동요법, 행동수정요법 등이 기본적인 치료방법으로 알려져 있대요.

원칙적인 관점에서 볼 때 비만치료에 있어서 가장 중요한 것은 다이어트(균형잡힌 식사), 즉 식이요법이랍니다. 문제는 식이요법이 결코 쉽고 간단한 방법이 아니라는 것이죠. 식욕은 인간의 기본적인 본능인데, 식욕을 억지로 억제하는 것을 지속적으로 유지하기는 어렵겠죠?

또한 강제적인 식욕억제는 개인에게 많은 스트레스를 주게 되고, 때로는 심한 정신적 좌절감을 불러일으키게 된답니다. 자연스럽고 생리적인 식욕억제가 가장 바람직한 방법이라는 결론인데 쉽지 않겠죠?

단시간에 걸친 급작스런 체중감소를 목표로 한 비만치료는 바람직하지 않답니다.

체지방분해 그리고 식욕억제나 뇌가 배부르다는 것을 오래 느끼거나 빨리 느낄 수 있는 식품이 있다면 얼마나 좋을까요?

엄마 있대요!

홍화씨에 들어있는 공액리놀렌산이 기초대사량을 높여 체지방감소와 체지방분해를 도와 비만해소에 효과가 있답니다. 그리고 옥수수 시럽분말에 함유되어 있는 파블레스는 식욕억제에 효과가 있답니다.

파블레스 성분은 뇌의 식욕중추와 만복중추를 조절하여 포만감을 오랫동안 지속하여 준다고 하니 우리 가족의 비만을 해소하기 위한 최고의 식품이네요.

행동수정요법이나 다이어트로도 안 되는 경우가 있대요. 자기조절능력이 떨어지거나 뇌기능 자체가 문제가 있는 경우인데요.

뇌의 시상하부에서 분비되는 렙틴이라고 하는 호르몬이

부족하면 식욕이 증대되고, 그렐린이란 호르몬이 증대하면 공복감이 많아진답니다.

연구에 의하면, 잠의 양이 부족하여도 그렐린과 렙틴 분비에 영향을 미친대요. 잠을 충분히 자는 것이 좋대요.

뇌에서 세라토닌이 비정상적으로 조절되면 섭식장애에 이른답니다.

신경성 거식증의 특징은 체중을 비정상적으로 낮게 유지하려는 행동인 반면 신경성 폭식증은 빈번한 과식과 그에 따른 의도적인 구토가 이어지는 것이 특징이다. 이러한 섭식장애는 심한 기분장애인 우울증을 수반하는데, 이것이 뇌의 세라토닌 농도가 낮은 것과 밀접한 관계가 있답니다.

비만의 근본적인 원인이 개인의 뇌의 기능이라고도 한답니다.

췌장에서 분비되는 인슐린 농도도 식욕과 큰 관련이 있답니다. 인슐린의 증가가 포만신호로 작용한답니다.

다음은 비만을 해소하기 위한 행동수정요법을 알려드릴게요.

비만해소 행동수정요법

• 식사시간은 30분 이상 갖는다

뇌가 배부르다는 것을 인지하는 데에는 일정한 시간이 소요된다. 빨리 먹으면 뇌가 인지하는 시간까지 많은 양을 먹게 된다. 식사 후 포도당이 만복중추에 이르는 시간은 30분 정도 걸린다.

• 식사는 소식을 하되 굶지 말 것, 30% 정도만 줄인다

특히 아침식사는 반드시 해야 한다. 아침을 굶으면 체내의 포도당이 부족하여 기운이 없고, 정신력과 기억력이 감퇴된다. 균형 있는 영양식으로써 저칼로리 음식으로 대체하는 것이 바람직하다.

저녁식사가 가장 중요하다. 저녁은 활동을 별로 안 하는 시간이고 소모할 시간도 적기 때문에 저녁은 소식할수록 좋으며, 바람직한 것은 균형잡힌 저칼로리의 쉐이크 등이 위나 장에 부담을 주지 않아 좋겠다.

바쁜 생활을 하는 엄마가 항상 저에게 알약 하나로 식사대용이 나왔으면 좋겠다라고 하셨는데 이미 나와 있대요.

• 육식은 거의가 체지방으로 저장되고 소량만이 에너지로 소비되기 때문에 육류섭취를 피하고 탄수화물과 야채 중심으로 식사한다

탄수화물은 1% 정도만이 체지방으로 바뀌고, 나머지는 인체의 주 에너지로 사용된다. 참고로, 운동으로 체지방을 분해시키기 위해서는 30분 이상의 시간이 필요하다.

• 식사 전 1시간, 식사 후 30분 후에는 가급적 물을 마시지 말고, 식사 시에는 물을 적게 먹을 것. 물이나 티는 공복 시에 마신다

유아의 경우 79%가 물인 반면 성인이 될수록 감소하여 체중의 57~60%이나 비만인 경우 체내의 물은 더 감소하여 체중의 45% 정도이다.

인체에서 물은 꼭 필요하다. 인체의 60% 이상이 물이다. 물은 공복 시에 마시되 하루 수분 섭취량은 보통 2리터 이상 마시고 노폐물이나 수분을 조절하는 데는 허브티 등이 더 효과적이다.

• 간식은 칼로리가 높으므로 되도록 먹지 말 것이나 소량의 과일 정도는 무난하겠다

• 운동은 공복 시에 하며 30~60분 이내로 한다

식사 직후의 운동은 근육살을 키운다

• 기초 대사량과 신진대사 활성화를 위하여 부지런히 움직인다

인체의 에너지 소모량(소비하는 에너지 총량)은 기초 대사량이 57%, 운동 대사량(육체활동에 소모하는 에너지)이 20%, 음식물 소화 대사량이 23% 정도이다. 살을 빼기 위해서는 기초 대사량을 높여야 한다. 기초 대사량을 높이기 위해서는 몸을 따뜻하게 하여 체온을 높이거나 유산소운동이나 근력운동을 하는 것이 바람직하다. 지나친 운동은 부작용이 우려되기도 한다. 적당한 운동이 바람직하며, 운동을 심하게 하면 과호흡을 하므로, 평상 시보다 산소흡입량이 많아, 활성산소가 많아져 노화촉진과도 연결된다.

또한 격렬한 운동을 한 다음에는 많은 땀과 아울러 신체가 냉하여진다. 보온에 신경을 쓰는 것이 좋다.

• 식사 후에 바로 취침하지 말 것

• 인체의 혈액순환 조절, 영양조절 없이 체중조절을 하면 반드시 피부에 주름이 생기거나 노화현상이 온다. 균형있는 영양식이나 혈액순환에 도움을 줄 수 있는 영양보조식품을 활용해 보는 것도 바람직하다.

• 술을 많이 마시는 사람들은 대부분 과체중이거나 비만증이다

술을 마실 때 대체로 지방이 많은 안주와 술을 마시기 때문이다. 병맥주 2/3병이나, 소주 반병, 위스키 더블로 한 컵이 밥 한 공기와 맞먹는다.

알코올은 에너지를 내지만 영양소가 들어 있지 않다. 술로 칼로리를 보충하고 탄수화물과 야채를 줄이면 영양에 문제가 생긴다.

또 잠자기 전에 술을 마시면 1홉(180cc)을 연소시키는 데 2시간 정도 걸리고 그 사이에 다른 것은 연소되지 않는다. 그러므로 소주 1홉을 마시면 3시간 정도까지는 자지 않아야 한다. 술을 마실 땐 즐겁게 마시고, 마신 후에는 바로 자지 말고 기름진 안주는 피하고 두부 같은 식물성 단백질을 섭취하도록 한다.

- TV를 보면서 음식을 먹는 것은 비만증을 유발시키는 가장 큰 원인이다.

- 따뜻한 탕 속에서 약간의 땀이 날 정도의 반신욕이나 사우나는 체온을 상승시켜 기초대사를 높이는 데 도움이 된다.

- 그 외에 스트레스를 많이 받으면 예민하여 폭식을 하는 사람도 있으며, 사람 만나기를 싫어하는 경우도 에너지의 소모를 저하시킬 수 있다.

이제부터 브레인박사 책에 나오는 영양에 대하여 전해 드릴게요.

뇌에 필요한 영양소

음식은 우리 마음과 몸을 만든대요. 마음=뇌는 우리 몸의 정보를 수집, 정리, 처리, 학습, 기억 등의 뇌기능을 수행하기 때문에 좋은 음식을 섭취해야 한대요. 또한 음식은 뇌세포나 신경전달물질의 원료래요.

뇌에 필요한 영양소는 탄수화물, 단백질, 지방, 비타민 그리고 무기질 등 모두 다 필요하대요.

그래서 항상 골고루 먹으라고 엄마가 말씀하셨나 봐요.

〈식품의 종류〉

단 백 질	모든 고기류, 젖 및 유제품
지 방 질	고기의 기름류, 크림, 기름 및 유성(油性)
당 질	곡식류, 전분질(澱粉質)의 야채, 설탕, 단맛의 과실류

뇌는 일을 하는 모든 에너지원으로 탄수화물(포도당)만 사용하기 때문에 밥을 꼭 먹어야 된대요. 밥을 안 먹으면 연료가 없어 차가 못 움직이는 것과 같대요. 밥을 먹지 않으면 기운이 없고 짜증이 나고 공부가 하기 싫은 이유를 알았어요. 이제부터는 늦잠 자지 않고 아침밥 꼭 먹을게요.

지방을 먹어야 하는 이유는 신경세포의 축색을 감싸는 수초의 원료와 세포막의 구성성분이 지방이래요.

단백질은 신경전달물질을 만드는 원료랍니다. 부족하면 우리의 마음이나 성격을 나타내 주는 물질을 못 만들기 때문에 많은 문제가 생긴대요.

비타민과 무기질은 신경전달물질을 만들거나 전달하는 뇌의 에너지 대사에 꼭 필요하대요. 부족하면 정서불안이나 기억력 감퇴, 흥분초래, 피곤, 신경과민, 불안감 등이 온대요.

엄마, 브레인박사 책에서 본 영양소에 대하여 더 자세히 얘기해 볼게요.

뇌와 포도당의 관계

탄수화물

사람의 장기 중에서 에너지 소비량이 뇌를 능가하는 기관은 어디에서도 찾아볼 수 없답니다.

사람의 근육과 피부를 합하면 그 무게는 체중의 52%에 달하지만, 에너지 소비량은 불과 25%로 뇌의 에너지 소비량과 같답니다.

〈식품의 당질 함량표〉

식 품	함량(%)
설탕	91~100
과자	81~90
밀가루, 마카로니, 스파게티, 쌀, 캐러멜, 잼	71~80
오트밀, 카스테라	61~70
식빵, 국수, 팥, 곶감, 미역, 초콜릿	51~60
김, 콩	41~50
떡, 밥	31~40
고구마, 아이스크림, 옥수수, 바나나	21~30
우엉죽, 감자, 낙화생, 된장, 호박, 살구, 감, 포도, 사과	11~20
두부, 생강, 고기류, 치즈, 야채류, 배, 복숭아, 토마토	0~10

〈당질이 많은 식품〉

구분	식품
곡 물	빵류, 밀가루, 시리얼, 쌀, 밀, 보리 등 곡식류
야 채	옥수수, 완두콩, 대두콩, 감자
기 타	과실류, 설탕, 꿀, 당밀류

밥을 통해 포도당을 지속적으로 에너지로 이용하며 뇌의 밥은 포도당이래요. 하루에 최소 세 번은 규칙적으로 식사를 해야 한답니다.

특히 아침식사는 더욱 중요하므로 형이나 누나처럼 힘든 입시생의 경우 아침을 거르면 성적이 떨어진답니다.

뇌는 사람 몸무게의 2% 정도이지만, 전체 소비 에너지의 20%, 산소 소비량의 25%를 차지한다니 많은 일을 하고 있죠?

근데요, 사탕, 과자, 빵, 국수, 머핀 같은 가공식품보다는 전곡, 야채, 콩, 과일이나 통밀빵, 시리얼, 저지방우유 등이 더 좋대요. 섬유질이 많은 잘 정제되지 않은 식품이 장에도 좋고 비만을 예방한대요. 백미보다는 현미나 골고루 섞은 잡곡이 좋다는 거죠. 밥 먹을 때 콩을 골라내고 먹었는데 변비와 비만 그리고 키도 안 큰다니 이제부터는 콩이나 잡곡밥을 먹어야겠어요.

저혈당증 체크리스트

다음 항목 중 해당하는 것에 ✓ 하세요.

1. 단 음식, 과자, 청량음료를 거의 매일 섭취한다. [ ]
2. 공복감에 간식을 먹을 때가 많다. [ ]
3. 밤중에 자다 깨서 음식을 먹은 적이 있다. [ ]
4. 저녁에 심하게 졸리거나 집중력이 떨어진다. [ ]
5. 몸무게가 자주 바뀐다. [ ]
6. 몸무게가 늘기 시작했거나 몸무게가 잘 줄지 않는다. [ ]
7. 단 음식을 먹으면 짜증과 불안감이 사라진다. [ ]
8. 단 음식을 먹고 두통, 가슴 두근거림, 다리저림이 나아졌다. [ ]
9. 안정제나 항우울제를 복용해도 그다지 효과가 없다. [ ]
10. 직계가족 중에 당뇨병 환자가 있다. [ ]

지방

뇌는 50~60% 정도가 지방으로 구성되어 있어 좋은 지방(smart fats)을 공급하여 신경세포의 막과 수초(정보전달을 빠르게 전송)를 건강하게 유지하는 것이 매우 중요하대요.

좋은 지방은 Omega-3(오메가 3, 필수지방산)가 많이 들어 있는 음식이래요. 생선류나 들깨, 아마씨 등에 많이 있답니다. Omega-3(오메가 3, 필수지방산)는 뇌의 전기활동에 필요한 지방산으로 신경과 신경 사이의 전기전달을 원활하게 수행하는 데 필요하대요.

엄마가 나물 볶을 때 많이 해주시는 들기름이 아주 좋대요. 우리들이 좋아하는 햄버거나 피자 등은 트랜스지방(고

〈지방질이 많은 식품〉

구분	식품
수 육	쇠고기, 햄, 양고기, 돼지고기
유제품	우유, 크림, 버터, 마아가린
유 류	올리브유, 대두유, 낙화생유, 해바라기씨유, 홍화씨(紅花), 참기름, 들기름
기 타	견과류, 대두, 라드, 마요네즈

체지방)이 많아 뇌기능을 저하시켜 기억력과 학습능력을 떨어뜨린대요. 특히 비만의 원인이 되구요.

단백질

단백질은 뇌구조의 40% 정도이며 효소, 호르몬, 신경전달물질 등의 구성성분이며 뇌의 다른 구성물질 형성에 필수적이래요. 고기, 어류, 동물성 식품이나 콩이나 식물성 지방에 많이 있답니다.

단백질은 신경전달물질을 만드는 데 필요하며 신경전달물질은 우리의 마음과 기분을 조절한답니다.

〈단백질이 많은 음식〉

수 육	쇠고기, 햄, 양고기, 간장(肝臟), 돼지고기, 비장
조 육	닭고기, 칠면조 고기, 비둘기 고기, 달걀
유제품	우유, 스킴밀크, 버터밀크, 요구르트, 치즈류
어 류	대구, 넙치, 굴, 조개, 새우, 참치, 연어
기 타	콩, 맥아(麥芽), 효모(酵母)

신경전달물질

신경전달물질을 설명해 주셨는데 잘 이해하지는 못했어요. 엄마는 이해하실 거예요. 기억나는 대로 설명해 볼게요.

신경세포는 일반적으로 세포체와 거기에서 뻗어나온 하나의 축색 그리고 세포체에서 여러 방향으로 뻗어나온 수상돌기라는 세 가지 부분으로 이루어져 있대요. 신경세포에서 발신된 신호의 방향은 항상 세포체에서 축색으로, 즉 중심에서 말단으로 향하고 수신방향은 반대로 말단의 수상돌기에서 중심의 세포체로 향한답니다.

내가 학교에서 공부를 할 때 하나의 신경세포에서 다른 신경세포로 전달되기 위해서는 한쪽의 축색의 끝부분이 다른 세포의 수상돌기와 접해있어야 하는데, 이 연락부분은 시냅스(신경접합)라는 특별한 구조를 형성하여 공간을 이루고 있답니다.

신경전달물질은 시냅스 공간으로 방출되는 화학물질을 말한답니다. 내가 공부를 잘할 수 있을까? 친구들에게 인기 있고 부모님께 자랑스러운 아들이 되기 위해서는 신경전달물질이 가장 중요하고 이는 뇌영양학의 최대의 과제랍니다. 정보의 첩보원이래요. 이 신경전달물질의 자연스러운 흐름이 육체적 · 정신적 건강의 열쇠랍니다. 흐름이 과도한 경우 시냅스가 넘쳐 신경세포의 신호가 다음 신경세포로 이동하지 못하게 된답니다. 반대로 흐름이 부족한 경우, 그 신호는 어느 곳으로도 이동하지 못할 수 있답니다. 우리 몸은 이 신경전달물질의 과다나 결핍에 반응하여 지나치거나 아예 작동을 멈추어 정신적 불안정이나 산만함, 지나친 행동들이 발생하기도 한답니다.

단백질이 많은 음식으로는 달걀, 바나나, 낙농제품, 해바라기씨, 귀리, 생선, 붉은 살코기, 닭고기, 땅콩, 현미 등인데요. 이 음식 등은 기분을 좋게 하는 세라토닌의 원료이고 해산물, 두부, 칠면조, 콩류, 참치 등의 고단백 식사는 우리가 공부할 때 주의집중을 올려주는 데 도움을 준답니다.

평소에 공부할 때 밖에 관심이 가고 딴 생각이 나서 오래 앉아 있지 못하는 것도 제가 생선을 싫어해 먹지 않아서 그런 것 같네요.

참, 엄마 제 친구에게 들은 얘기인데요. 요즘 부모님의 권유에 의해 세라토닌 프로그램을 하는 아이들이 있어요. 세라토닌은 뇌 속에 있는 신경전달물질로서 세 가지 중요한 기능이 있대요. 화가 나거나 짜증이 날 때 조절해 주는 역할, 주의집중력이나 기억력을 향상시켜 공부를 잘 할 수 있게 해주고, 편안한 마음을 갖게 해서 의욕도 생기고 행복해진대요. 오케스트라의 지휘자 역할을 함으로써 뇌전체의 기능을 조절, 조화롭게 한다니 달걀, 바나나, 현미 등을 잘 먹어야겠어요.

생활에서는 식습관과 몸습관, 마음습관이 있대요. 엄마가 항상 저에게 밥 먹을 때는 꼭꼭 씹어 먹으라고 하신 것이 식습관이구요. 학교에서 일어난 일을 즐겁게 얘기하고, 운동이나 걷기를 하는 것이 좋다고 하셨죠? 이것이 몸습관이래요. 친구들에게 좋은 말과 예쁜 말 쓰는 것과 좋은 마음을 갖는 것이 마음습관이래요.

이렇게 행복해지고 건강해지는 방법이 골고루 먹는 것이라니 참 신기해요.

단백질 결핍증 체크리스트

다음 항목 중 해당하는 것에 ✓ 하세요.

1. 고기나 달걀을 별로 먹지 않는다. [ ]

2. 채식중심의 식사를 한다. [ ]

3. 두부, 된장 같은 콩으로 만든 식품을 많이 먹는다. [ ]

4. 밥, 빵, 면류로 식사를 때운다. [ ]

5. 성장기 연령대다. [ ]

6. 임신 및 수유 중이다. [ ]

7. 스테로이드제를 사용한다. [ ]

8. 스포츠를 하거나 육체노동을 한다. [ ]

9. 위장약을 자주 복용한다. [ ]

10. 팔과 허벅지가 가늘어졌다. [ ]

비타민

비타민은 식품을 통해서 섭취해야 하는 미량영양소이며, 특수한 기능을 수행하여 건강을 유지시킨답니다. 비타민은 생활습관에 의한 병을 예방하는 역할을 한대요.

필요한 비타민은 현재 13가지인데요. 물에 녹는 수용성 비타민, 8종의 비타민 B 복합체와 비타민 C이고 물에 녹지 않는 지용성 비타민, 비타민 A, D, E, K랍니다. 8종은 비타민 B_1, B_2, B_3(나이아신), B_5(판토텐산), B_6, B_9(엽산), B_{12}, 비오틴, 비타민 C랍니다.

비타민이 많이 들어있는 음식은 다음과 같답니다.

① 비타민 A : 뱀장어, 동물의 간, 당근, 무잎, 파슬리, 쑥갓, 시금치, 김 등

② 비타민 B_1(Thiamin) : 강화미(强化米), 양조효모(釀造酵母), 쌀겨, 밀 배아, 해바라기씨, 잣, 콩, 돼지고기, 김, 깨, 현미 등

③ 비타민 B_2(Riboflavin) : 뱀장어, 건조효모(乾操酵母), 돼지간, 김, 소간, 달걀, 고추, 미역, 전유배(全乳胚), 밀 배아, 치즈 등

④ 나이아신(Niacin) : 양조효모(釀造酵母), 쌀겨, 고등어, 땅콩, 돼지간, 고추, 참치, 홍차, 김, 베이컨, 오징어 등

⑤ 비타민 B_6(Pyridoxine) : 양조효모(釀造酵母), 밀 배아, 소간, 콩, 호두, 연어, 현미, 바나나, 아보카도, 좁쌀, 무잎 등

⑥ 비타민 B_{12} : 동물의 간, 굴, 정어리, 달걀, 치즈 등

⑦ 엽산 : 양조효모(釀造酵母), 콩, 쌀겨, 밀 배아, 동물의 간, 호두, 땅콩, 보리, 캐비지, 옥수수 등

⑧ 판토텐산(Pantothenicacid) : 양조효모(釀造酵母), 동물

의 간, 피넛, 버섯, 콩 등

⑨ 콜린(Choline) : 달걀, 동물의 간, 밀 배아, 콩, 양조효모(釀造酵母), 쌀겨, 오트밀, 보리, 현미, 꿀 등

⑩ 이노시톨(Inostitol) : 콩, 밀 배아, 쌀겨, 보리, 양조효모(釀造酵母), 오트밀, 오렌지, 피넛, 꿀, 건포도 등

⑪ 비오틴(Biotin) : 양조효모(釀造酵母), 동물의 간, 콩, 쌀겨, 달걀 등

⑫ 비타민 C : 고추, 파슬리, 피망, 고춧잎, 레몬, 딸기, 무잎, 감, 밀감, 캐비지, 토마토, 오렌지 등

⑬ 비타민 D : 고등어, 참치, 연어, 새우, 돼지간, 해바라기씨, 달걀, 우유, 버섯, 청어 등

⑭ 비타민 E : 밀 배아, 해바라기씨, 홍화유(紅花油), 아몬드, 참기름, 피넛, 콩기름, 시금치, 현미 등

⑮ 비타민 K : 무잎, 브로콜리, 상추, 캐비지, 쇠간, 시금치, 아스파라거스, 치즈, 버터, 밀 등

⑯ 비타민 P(Bioflavonoids) : 포도, 장미꽃씨, 오렌지, 레몬, 버찌, 파슬리, 캐비지, 살구, 파파야, 토마토 등

〈비타민 B군〉

이 름	비타민 부족증	많이 있는 것
비타민 B_1	각기병, 심장병, 당질, 소화장애	쌀눈, 토마토, 통감자, 시금치, 귤, 간, 돼지고기
비타민 B_2 (리보플라민)	구강염, 혀의 염증, 백내장, 성장장애	우유, 달걀 노른자, 발효성 식품
니코틴산	펠라그라병	고기류, 이스트, 콩류, 곡식의 눈, 깨
비타민 B_6 (피리독신)	일종의 피부병, 아미노산 합성장애	간, 근육, 곡식류, 우유
판토텐산	식욕부진, 정신이상	동물성 식품
파라아미노 벤조에산		거의 모든 식품
비오틴	피부염, 탈모	달걀 노른자, 야채, 과실
콜 린	간경화, 레시틴, 합성불능	달걀 노른자, 깨, 간, 콩류
이노시톨	탈모, 피부병	쌀겨, 간, 깨, 고기, 달걀, 야채
엽산 (비타민 H)	생물의 성장, 빈혈	간, 시금치, 효모, 쌀눈
비타민 B_{12}	조혈작용(造血作用)의 장애	간, 조개류, 굴, 발효식품

비타민의 역할

비타민이 뇌에서 하는 역할로는, 비타민 B_1은 뇌의 에너지원인 포도당의 흡수율을 높여주며, 부족하면 피로감이나 식욕부진이 온대요. 또한 손발이 저리거나 붓고 가슴이 두근거릴 수도 있대요. 현미나 콩 종류에 많대요. 제가 싫어하는 부추, 파, 양파에 많다네요.

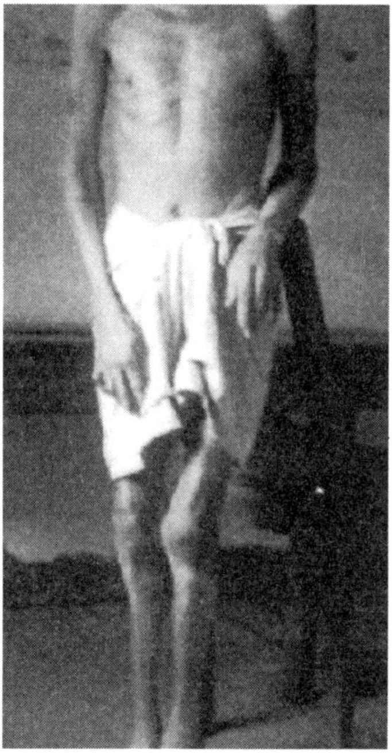

〈각기병 : 비타민 B_1이 부족할 때〉

저 밥 먹을 때마다 콩을 빼고 먹었는데 그래서 피로할 때가 많았을까요?

비타민 B_2는 피부를 재생하는 일을 하구요. 부족하면 염증이 잘 생기고, 입술이나 입안이 잘 헌대요. 성장발육이나 다이어트에도 필요하답니다. 우리 아빠가 좋아하시는 뱀장어와 동물의 간에 제일 많이 있대요. 생선에도 있구요. 제가 싫어하는 음식들뿐이네요. 저는 키도 작고 몸도 뚱뚱하여 친구들이 놀리기도 하는데 아빠 따라 먹어 보도록 노력해야겠어요.

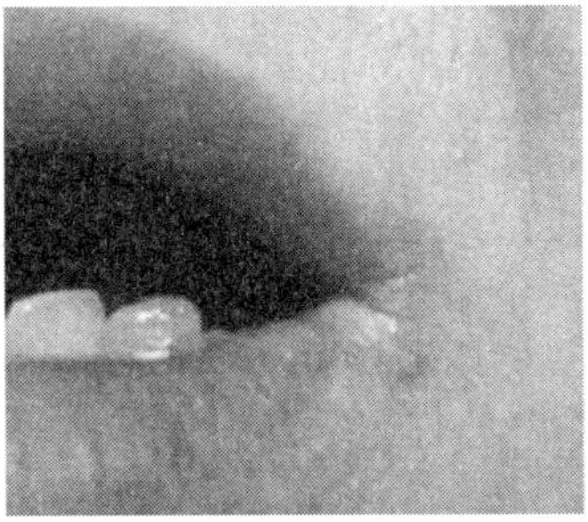

〈구순염 : B_2가 부족할 때〉

비타민 B_6는 신경전달물질을 만들구요. 뇌신경의 발달에 중요한 작용을 하며, 건강한 피부와 모발을 만든대요. 면역기능을 정상으로 유지시켜 주는 역할로 부족하면 알레르기가 생긴대요. 제 친구 중에는 알레르기로 고생하는 애들이 많은데 연어나 꽁치를 먹어야 한다고 얘기해야겠어요. 비타민 B_6가 많은 식품이 연어나 고구마래요. 저 고구마 많이 좋아하잖아요. 신경전달물질을 잘 만든다니 좋아요. 간에 지방이 쌓이지 않게 한다니 아빠처럼 자주 술을 마시는 어른들에게 중요한 정보겠죠?

비타민 B_{12}는 신경전달물질 생성과 단백질 합성에 관여한답니다. 특히 비타민 B_{12}가 부족하면 빈혈이 되고, 지나치게 부족하면 뇌파이상, 예민해지고, 기억력 부족, 환각 증상까지 생긴다니 간이나 어패류, 치즈를 많이 먹어야겠어요. 그리고 뇌에서 지령을 내려 신경이 정상적으로 일을 하게 한답니다. 뇌의 중요한 역할이 비타민 B군인데 비타민 B군은 주로 동물성 식품에 많이 있답니다.

브레인박사께서 다시 정리를 해주셨는데 몸이 일을 하기 위하여 뇌에서 지령을 내리는 신경이 정상적인 기능을 유지하기 위해서는 몇 가지의 비타민 B군이 필요하대요. 근육과 신경을 움직이는 에너지를 만드는 비타민 B_1, 신경 전달물질의 생성에 관여하는 비타민 B_6, 뇌에서 단백질을 합성하거나 회복시키는 데 비타민 B_{12}가 필요하대요. 이 중에서 한 가지만 부족해도 신경은 정상적으로 기능을 발휘할 수가 없답니다.

그리고 우리 아빠가 대머리인데, 좋은 음식이 무엇인지 여쭈어 보았어요.

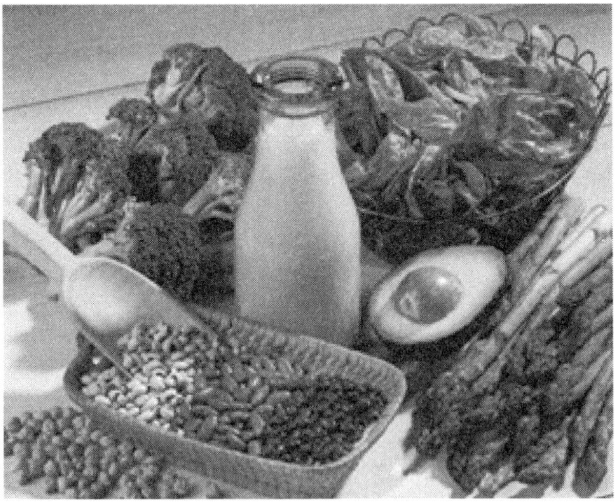

〈B_9(엽산)이 많은 음식〉

비타민 B군 결핍증 체크리스트

다음 항목 중 해당하는 것에 ✓ 하세요.

1. 술을 자주 마신다. [ ]
2. 소리에 민감하다. [ ]
3. 짜증이 심하다. [ ]
4. 집중력이 약하다. [ ]
5. 기억력이 나빠졌다. [ ]
6. 악몽을 자주 꾼다. [ ]
7. 텔레비전 소리가 거슬린다. [ ]
8. 책을 읽어도 집중이 안 되고 흥미를 잃었다. [ ]
9. 아무리 자도 피곤이 가시지 않고 매일 피로하다. [ ]
10. 입에 염증이 생길 때가 있다. [ ]

비오틴이라고 비타민 B군의 일종이고 비타민 H라고도 한답니다. 현미, 검정콩, 검정참깨, 다시마, 달걀 노른자에 많대요. 아빠에게 말씀드릴래요. 비오틴이 부족하면 우울증이 온다고 하는대요. 우리 아빠는 대머리라서 우울할까요? 그냥 우울할까요?

비타민 C는 암예방에 좋다고 합니다. 그리고 엄마의 기미, 주근깨, 신장기능 등이 비타민 C와 관련이 있답니다. 아빠가 담배 한 개비를 피우면 25mg의 비타민 C가 소모된답니다. 담배를 많이 피우면 면역력도 떨어지고 피로를 많이 느껴 감기도 자주 걸린대요. 왜 우리 아빠는 담배를 못 끊을까요?

비타민 C는 산화적 손상을 많이 받는 장기의 항산화 영양소이며 뇌에서는 통합적 사고에 기여한답니다. 신경전달물질 합성으로 IQ 상승과 뇌량을 건강한 상태로 유지시

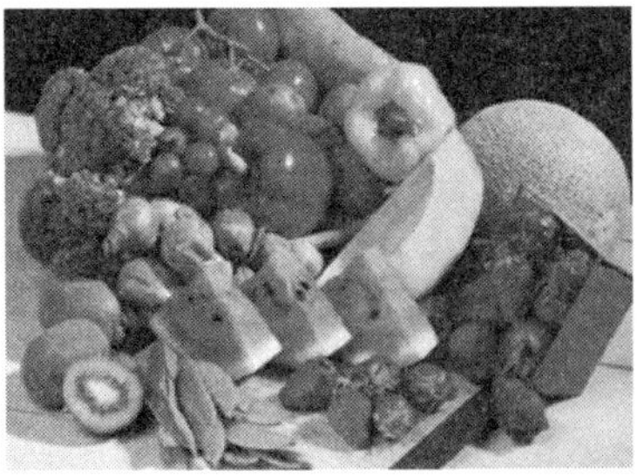

〈비타민 C가 많이 든 음식〉

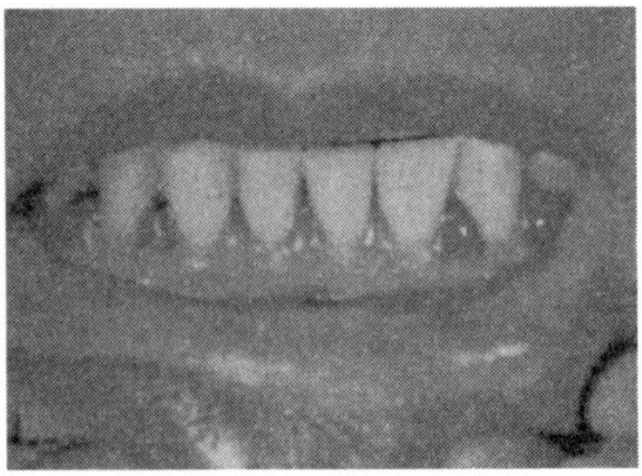

〈괴혈병 비타민 C가 부족할 경우〉

켜 준답니다. 즉, 좌 · 우뇌 균형에 중요한 역할을 하며 비타민 C가 부족한 산모는 태아의 뇌신경장애를 유발할 수 있답니다. 좌 · 우뇌 균형이 맞아야 뇌를 효율적으로 사용하며 정서적인 안정이 있다고 하니 비타민 C도 나에게 참으로 중요하네요.

비타민 D는 칼슘과 인의 섭취를 올려준대요. 칼슘의 운동을 조절한답니다. 칼슘의 99%는 뼈에 있고 나머지 1%는 혈액이나 근육 등에 있어 근육을 수축시키는 등의 일을 한대요. 비타민 D가 부족하면 충치, 잇몸약화, O형 다리, 구루병 등이 걸린대요. 우리 할머니는 생선을 안 드셔서 O형 다리가 되셨나 봐요. 버섯에도 비타민 D가 많이 있다고 했어요. 버섯은 나도 무지하게 싫어하는 음식인데요.

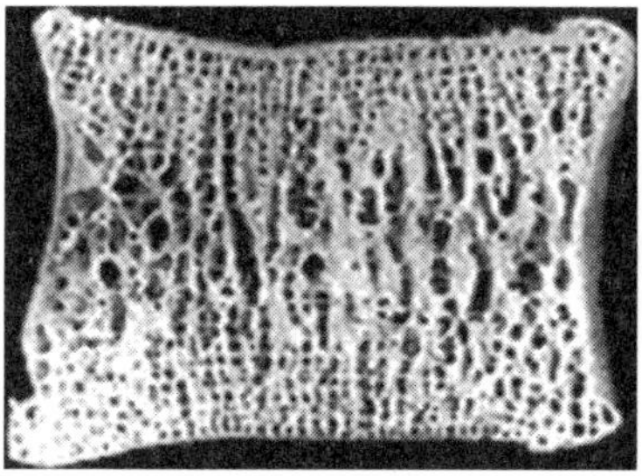

〈정상인의 뼈〉

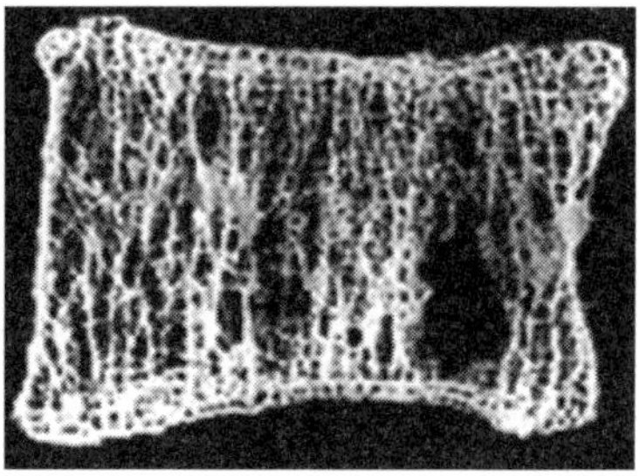

〈골다공증의 뼈〉

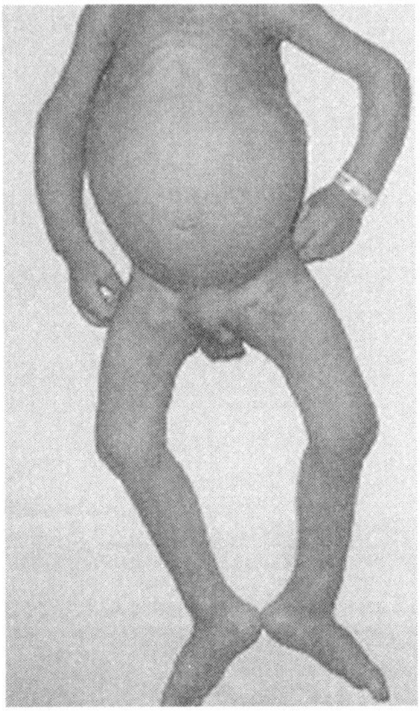

〈구루병 : 비타민 C가 부족할 경우〉

소량의 무기질도 뇌에서는 필수랍니다.

뇌 신경전달의 기수, 칼슘이 부족하면 집중력, 기억력이 떨어지며, 긴장이나 불안증이 되기도 한답니다. 신경주머니를 터뜨리는 이온칼슘은 적정유지의 시냅스 유입으로 원활히 하여 신경전달물질을 잘 방출하도록 한대요. 그래야 신경전달물질이 잘 흐르겠죠?

칼슘과 인은 골격을 형성한답니다. 칼슘과 나트륨은 신

경의 자극전달에 있어서 서로 반대작용을 한답니다. 몸에서는 에너지를 만들고 피부, 장기의 신진대사 등에 필요한 영양소래요. 칼슘과 인이 많은 음식은 치즈류, 멸치, 두부, 다시마래요.

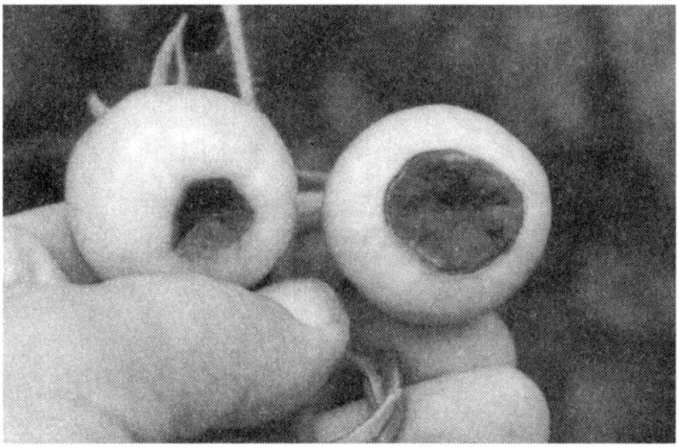

Ca 부족

칼륨은 나트륨과 협력하여 세포 내외액의 삼투압을 유지한답니다. 다시마, 오징어, 고구마, 곶감 등에 많이 있대요. 우리 몸에 체중 1kg당 2g의 칼륨이 있다네요. 나트륨을 지나치게 많이 섭취하면 고혈압을 일으킨답니다. 칼륨은 나트륨의 배설을 촉진하여 혈압을 내리게 하는 기능이 있대요. 칼륨이 부족하면 무기력증, 부정맥, 심부전, 경련 등이 온다니 우리 할아버지는 혈압도 높으시고 부정맥이 있으시니 나트륨 섭취가 너무 많으신거죠?

뇌에 산소를 공급하는 철분은 결핍되면 인지능력이 떨어지고, 작업수행능력 감소, 육체적인 성장방해가 일어난다고 합니다. 철분은 흡수율이 낮아 부족하기 쉬우며, 특히 엄마들이 결핍증상이 많대요. 빈혈의 90%는 철분결핍이며 우리 아이들의 빈혈은 피곤하고 짜증이 많이 나며 식욕이 떨어진대요. 주위환경에 둔하게 작용하므로 신경학적 이상도 초래되어 행동장애, 발달장애, 지적장애 등으로

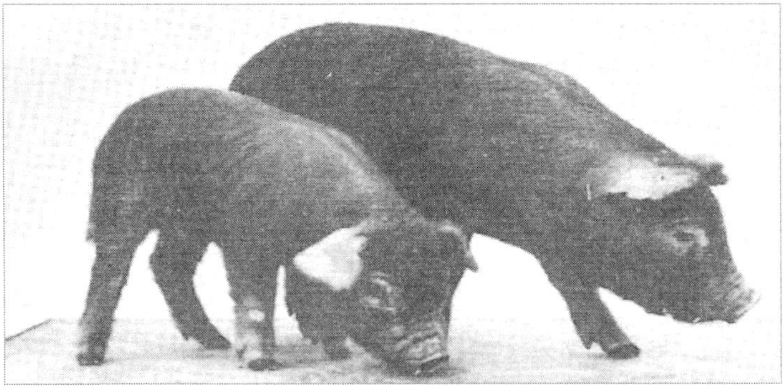

철분 결핍증이 있는 돼지(왼쪽)와 정상(오른쪽)돼지

인하여 학교성적도 떨어진다니 혹시 나 아닐까요, 엄마? 많이 들어 있는 식품은 동물의 간과 모시조개, 콩에 많이 있대요.

철분 결핍증 체크리스트

다음 항목 중 해당하는 것에 ✓ 하세요.

1. 갑자기 일어나면 어지럽고, 현기증과 이명을 느낀다. [ ]
2. 어깨결림, 등통증, 관절통, 근육통이 있다. [ ]
3. 두통이 심하고 머리가 무겁다. [ ]
4. 힘이 약해졌다. [ ]
5. 멍이 잘 든다. [ ]
6. 목에 이물감이 있다. [ ]
7. 계단을 오르면 금방 지친다. [ ]
8. 저녁에 피곤해서 누워있는 일이 많다. [ ]
9. 생리 전에 컨디션이 좋지 않다. [ ]
10. 생리 양이 많다. [ ]

기억활동에 관여하는 아연은 학습과 성장에 관여하며 결핍 시 생체막의 산화적 손상으로 수용체의 변질과 신경 전달물질 수송에 장애를 초래한답니다. 아연을 필수성분으로 하는 효소는 200종 이상이 있으며, 새로운 세포를 만드는 데 아연은 꼭 필요한 존재랍니다. 우리 아이들에게 부족할 경우 발육이 늦고 키도 자라지 않는답니다. 또 미각장애의 원인도 된다니 우리 할머니께서 항상 맛이 없다, 맛을 모르겠다라고 하시는 것은 아연 때문인가 봐요.

아연결핍은 구리의 과잉섭취가 원인일 수도 있답니다. 아이가 착하고 지나치게 순하여 부모님 말씀 잘 듣는다고 잘 컸다고 보기만은 어려운 경우도 있다는데요. 착하고 문제가 없는 것이 아니라 아연결핍의 증상 중 심리적 성향, 기억물질 생성이 어렵고 소극적이어서, 적극적이고 외향적인 아이보다 잘 관찰하여야 한답니다. 실은 저도 수업시간이나 놀 때 너무 산만하다고 지적을 당해서 얌전한 아이가 부러웠는데 그런 점도 있네요.

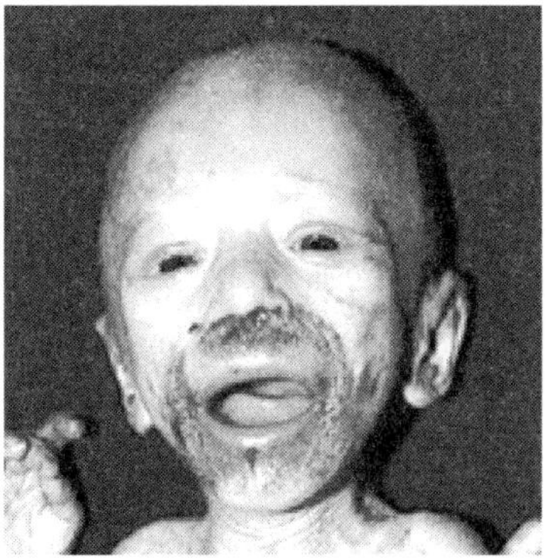

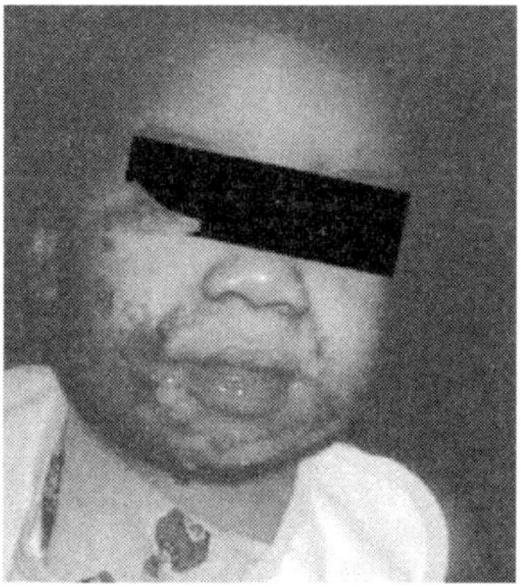

아연결핍아동

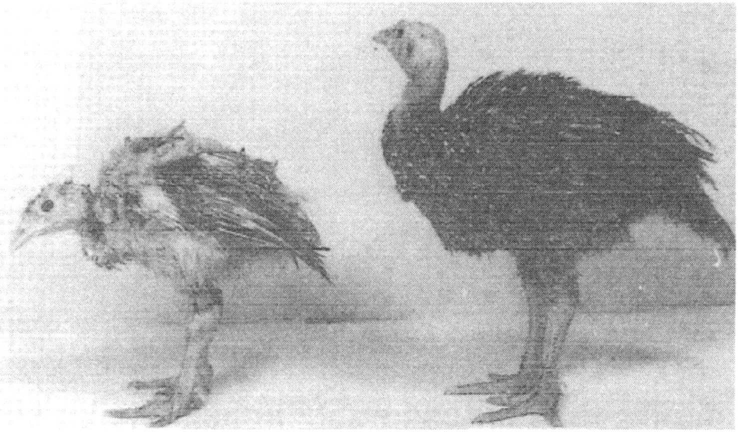

아연부족 칠면조(왼쪽)와 정상 칠면조(오른쪽)

〈아연부족 사례〉

아연결핍증 체크리스트

다음 항목 중 해당하는 것에 ✓ 하세요.

1. 감기에 잘 걸린다. [ ]
2. 머리를 감으면 머리카락이 잘 빠진다. [ ]
3. 식욕이 없다. [ ]
4. 피부가 건조하다. [ ]
5. 상처가 금방 아물지 않고 흉터가 잘 남는다. [ ]
6. 손톱에 하얀 반점이 있다. [ ]
7. 미각과 후각이 둔해졌다. [ ]
8. 목걸이를 하면 피부에 염증이 생긴다. [ ]
9. 상처가 생기거나 벌레에 물리면 잘 곪는다. [ ]

비타민 K는 뼈의 건강유지에 꼭 필요한 요소래요. 비타민 D는 뼈를 형성함과 동시에 필요에 따라 뼈에서 혈액 속으로 칼슘을 보내는데 비하여, 비타민 K는 뼈에서 칼슘이 빠져나가는 것을 억제한대요. 또한 뇌에서 비타민 K는 활동전류를 발생시켜 활동전위를 유발시킨답니다. 뇌세포가 일을 하는 가장 큰 원동력이라고 했어요.

마그네슘(Mg)은 체내에서 약 300종류의 효소작용을 돕고 있는데요. 마그네슘이 부족하면 심장질환을 일으킬 수 있어 충분히 섭취해야 한대요. 신경흥분을 억제시켜 주며, 부족하면 부정맥이나 불면증, 우울증, 눈꺼풀 실룩거림, 초조, 집중력 저하, 경련 등이 올 수 있답니다. 근육을 수축시키는 것은 세포 속에 칼슘이 들어가야 한대요. 이 칼슘의 운동을 조절하는 것이 마그네슘이구요. 내가 좋아하는 아몬드와 오징어에 많대요.

브레인박사께서 중요하다고 꼭 엄마에게 말씀드리래요.

칼슘과 마그네슘의 이상적인 균형은 2대 1에서 3대 1이랍니다. 칼슘섭취는 많이 권장하는데 비해 마그네슘에 대한 관심이 미비하대요. 우유를 많이 마시면, 즉 칼슘섭취량이 지나치게 많으면 마그네슘의 흡수를 저해한대요. 스트레스는 마그네슘의 필요량을 증가시킨답니다.

수은중독은 세포막의 수용체를 교란하여 적은 양으로도 피로를 잘 느끼며, 감정변화와 정서적 불안으로 심하면 감각둔화와 혀나 손떨림, 언어장애, 기억상실이 오기도 하구요.

납중독은 머리가 아프며 마음이 동요되어 쉽게 흥분하며 기억력과 집중력이 떨어진답니다. 감각기능과 지적 기능 유지장애가 오기도 한다니, 산모나 우리들이 캔식품이나 음료를 가능한 먹지 않기를 권유했어요.

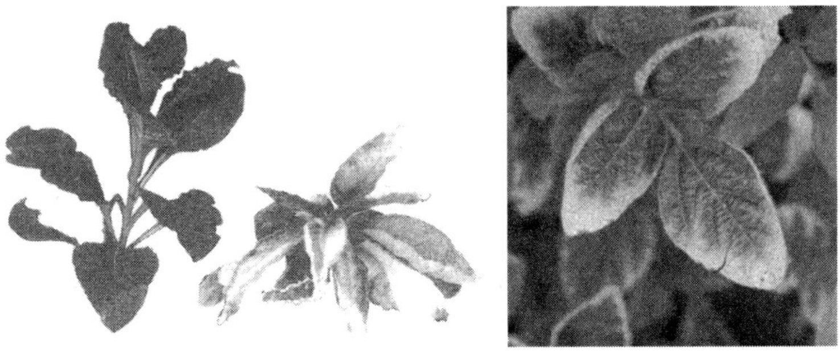

〈마그네슘(Mg) 결핍식물(왼쪽)과 건강한 식물(오른쪽)〉

또한 술은 엽산이나 비타민 B_{12}, 비타민 D의 흡수를 방해하며, 아이들의 흡연은 비타민 C의 흡수를 방해한다니 청소년인 형이나 누나들은 술이나 담배를 피우는 것이 건강이나 바른생활에서도 문제가 있지만, 비타민 C 부족으로 피로뿐만 아니라 좌 · 우뇌 균형이나 뇌량의 발달을 저해하여 정서적인 불안정이 더욱더 가중된다고 하네요.

이 외에도 소량인 미네랄의 역할은 뇌에서는 꼭 필요한 영양소이므로 편식하지 않고 골고루 먹는 식습관이야말로 뇌가 일을 할 수 있도록 하는 최선의 방법이라 했어요.

그리고 친구들에게 꼭 얘기할 것 중에 청량음료 대신 뇌를 좋게 하는 마실거리가 있대요. 엄마가 저에게 몸에 좋다고 마시라고 한 차들이 있었어요. 이런 차는 어른들이나 마시는 줄 알았는데 아이들이 마셔도 좋대요.

기억력이나 사고력에는 오미자차가 좋고요. 머리를 맑게 하거나 예민한 아이들은 비타민과 칼슘이 듬뿍 들어있는 감잎차가 좋대요. 살이 찌고 싶거나 피로를 많이 느끼는 아이들은 포도당이나 단백질 흡수를 위해서 구기자차를 마시는 게 좋대요.

그리고 뇌발달에 좋은 음식이 있대요.

미네랄

〈미네랄의 중요작용〉

미네랄		주요 작용
주요 미네랄	칼슘	뼈나 이를 형성, 신경의 흥분을 억제한다.
	인	뼈나 이를 형성, 탄수화물 대사에 관여한다.
	칼륨	심장인 근육의 기능을 조절한다.
	유황	피부나 머리, 손톱을 만든다.
	나트륨	신경, 근육의 흥분을 진정시킨다.
	염소	위액 속에 있고, 소화를 촉진한다.
	마그네슘	약 300종의 효소반응을 활성화한다.

미량 원소	철	적혈구 헤모글로빈의 필수성분이다.
	아연	단백질의 합성에 관여한다.
	구리	헤모글로빈 합성에 관여한다.
	요소	발육촉진, 기초대사를 촉진한다.
	셀렌	항암작용, 항산화작용을 한다.
	망간	당 지질대사, 뼈 형성에 관여한다.
	몰리브덴	퓨린체의 대사에 관여한다.
	크롬	당대사를 좋게 한다.
	코발트	비타민 B의 구성성분이다.

검은 콩은 몸에 나쁜 산화물질을 제거한대요.

뇌에 해로운 산화물질 제거

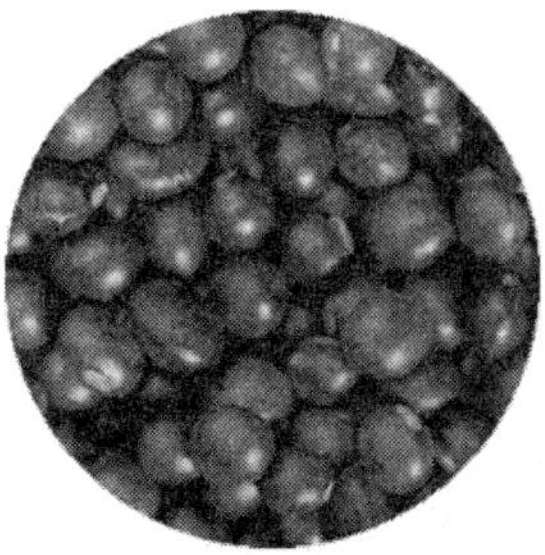

검은콩

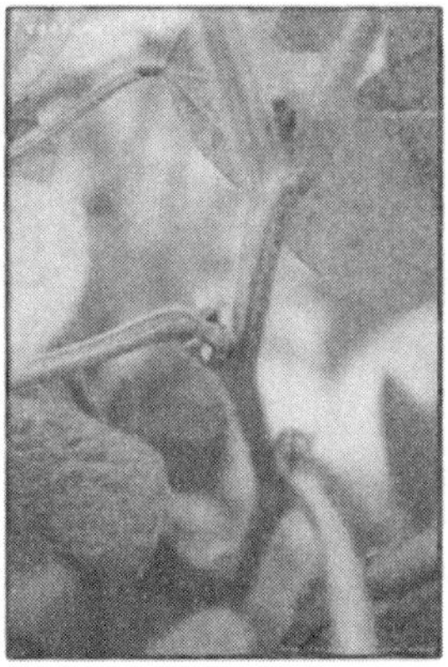

등푸른 생선은 학습능력과 기억력을 올려주는 데 좋은 효과가 있답니다.

학습기능과 기억력 증진

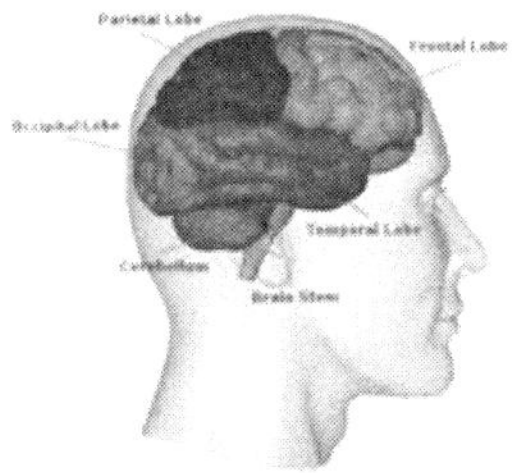

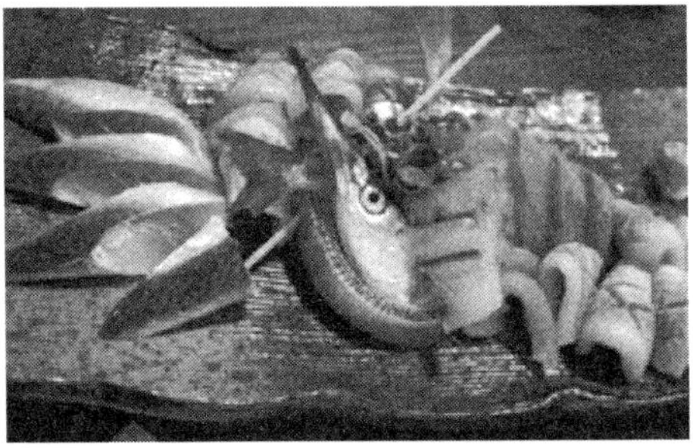

등푸른 생선(DHA 듬뿍)

달걀은 뇌에 아주 좋은 음식이래요. 세로토닌도 만들어내고 기억력, 뇌세포를 건강하게 한답니다. 특히 노른자에는 레시틴이 많이 있다는데 전 항상 노른자는 빼고 먹었어요.

기억력 향상

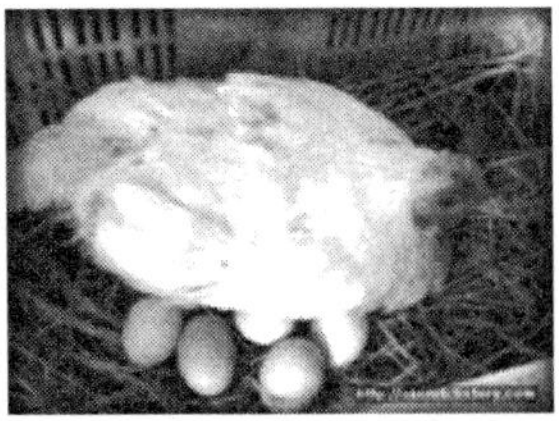

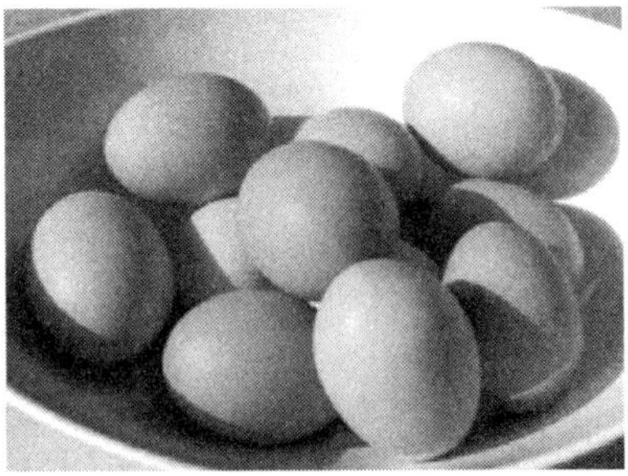

달걀

시금치는 엽산이 많아 발육에 도움이 되고 브로콜리는 기억력이나 뇌활동을 왕성하게 도와준답니다.

뇌신경세포 손상 방지

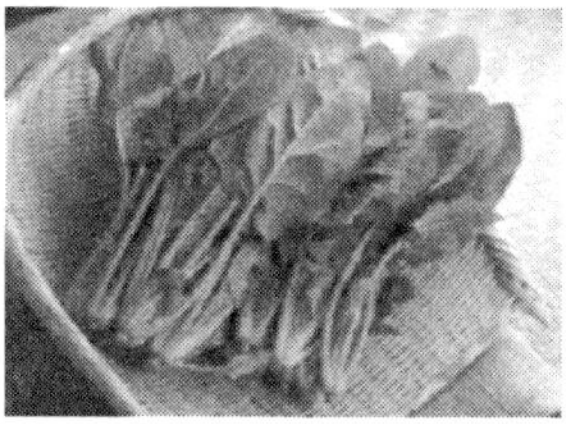

시금치

뇌대사 원활, 면역력 향상
항산화효과 뛰어남
기억력 감퇴 억제

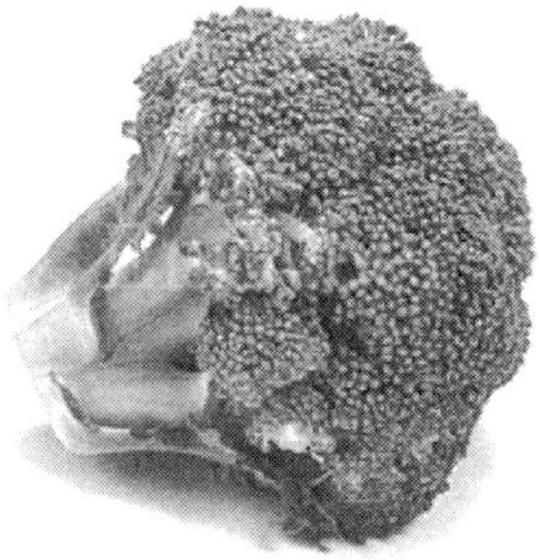

브로콜리

마늘은 기억력에 도움을 준답니다. 아빠의 피로회복에도 도움을 주고요.

체력과 기억력 회복

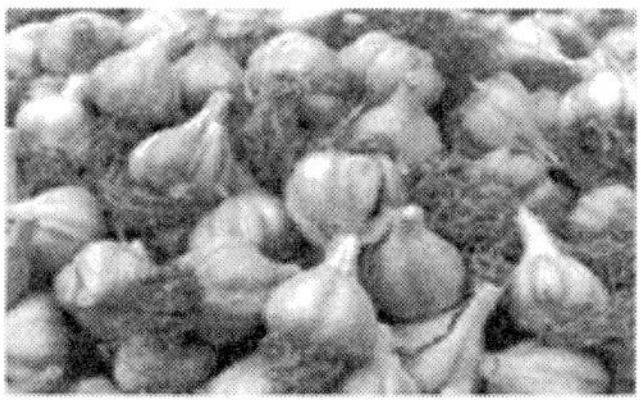

마늘

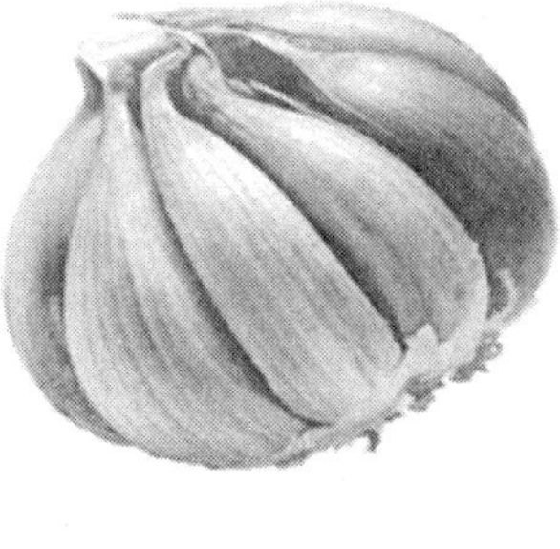

석류는 뇌기능을 원활하게 하고, 예쁜 엄마를 만드는 데 도움을 준답니다.

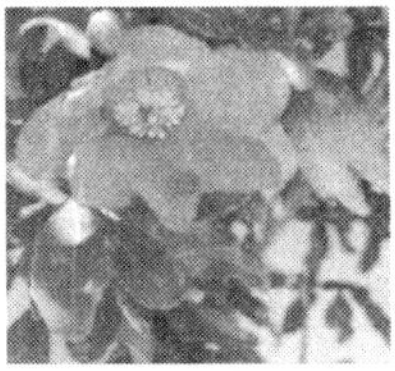

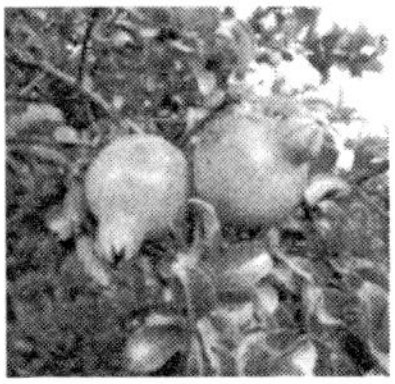

신경보호로 뇌기능 원활

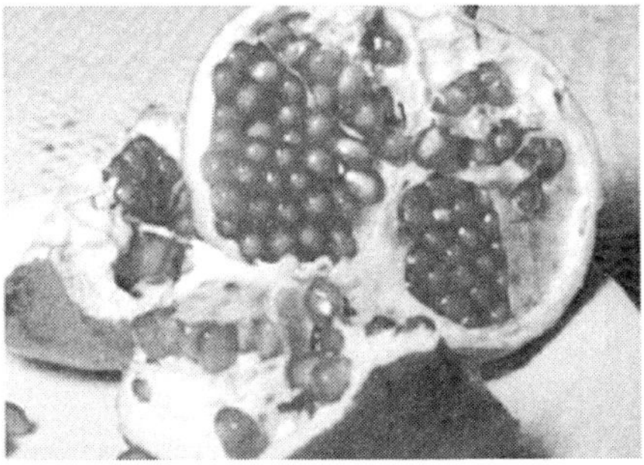

석류

가바차라고 전 처음 들어 보았어요. 브레인박사가 가바차가 뇌에 무지하게 좋다고 강조했어요. 이 차를 마시면 공부도 잘하고 성격도 좋아져서 친구들에게 인기도 좋다고 했어요.

뇌의 산소 공급 증가, 뇌세포대사 촉진
뇌파조절로 α-파 증가시켜 집중력, 암기력, 기억력, 창의력 등 학습능력 향상
정신적 긴장과 스트레스 해소시킴

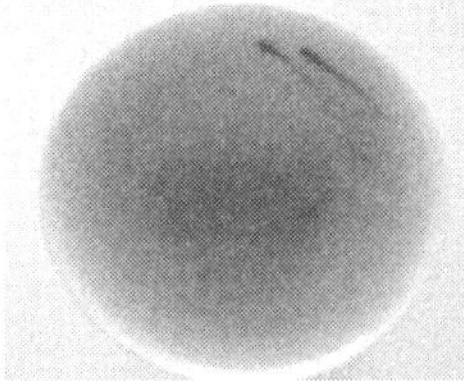

가바차
녹차가바차(카테킨, 데아닌)

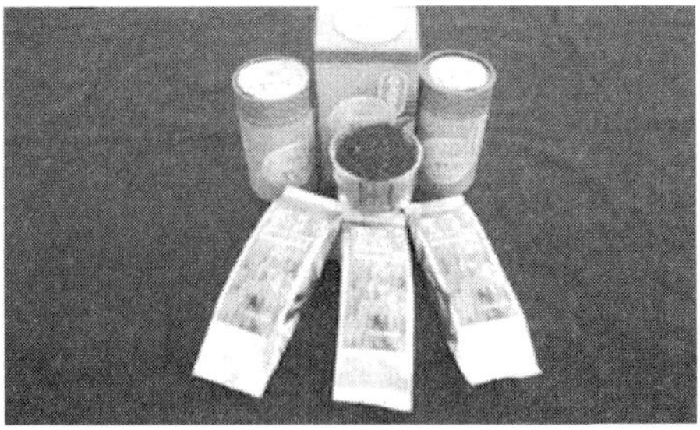

견과류는 뇌에 좋다고 예전부터 엄마께서 강조하셨어요. 호두, 잣, 땅콩 등이요.

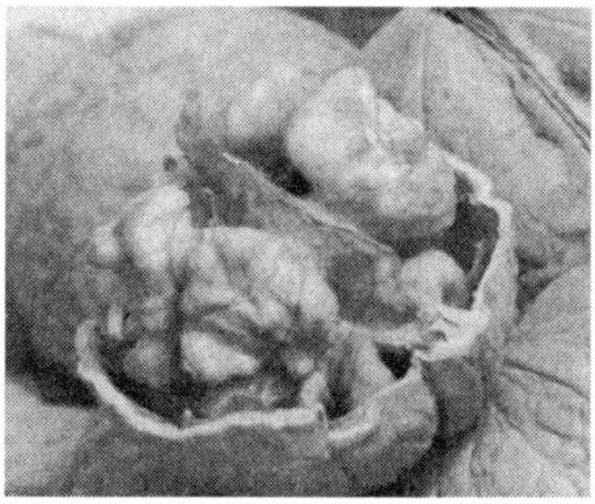

뇌자극과 노화억제
오메가-3 지방산 풍부
학습능력과 시각능력 개선
인지능력 향상
하루 2~3개 효과

호두

검은색의 음식은 항산화에 좋고, 검은깨, 아마씨 등은 학습능력에 효과가 좋다고 했어요. 참, 검은깨는 아빠의 대머리에 도움을 줄 수 있대요. 들깨기름은 좋은 기름의 대명사, 자라나는 우리 아이들이 많이 먹어야 한대요.

인지력과 기억력 증진에 탁월, 검은색(안토시아닌, 세사미놀) 성분은 항산화기능
비타민 B군, 철, 아연 풍부, 학습능력 증진, 뇌졸중, 치매예방
혈액순환 개선, 기억력 증진

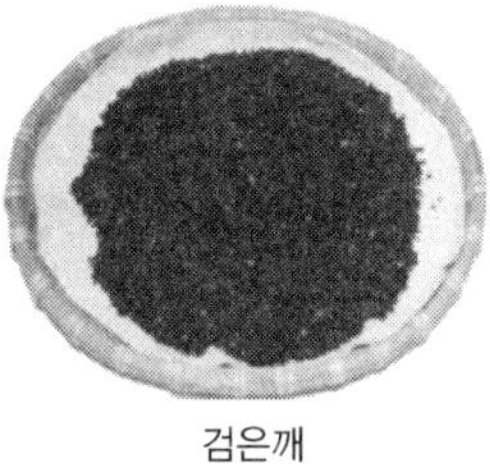

검은깨

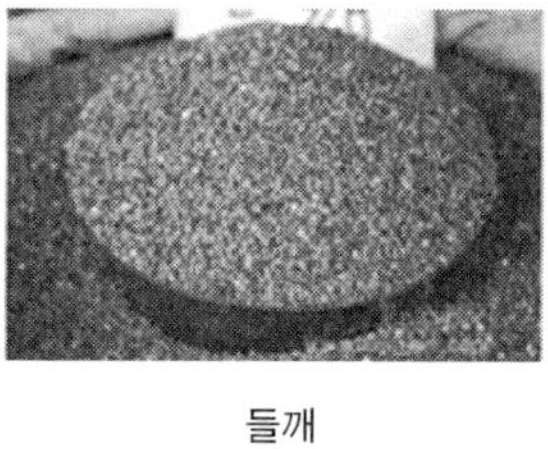

들깨

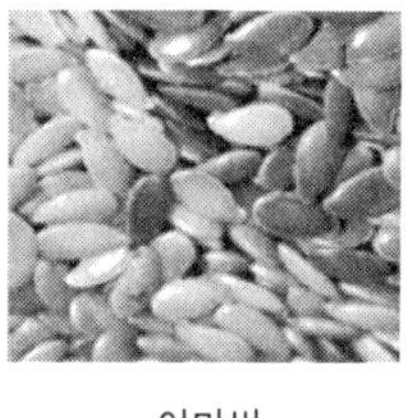

아마씨

엄마가 홍삼이 몸에 좋다고 주셨을 때 엄마 몰래 버리기도 했는데요. 실은 홍삼이 기억과 관련해서 아주 효과가 좋은 거래요. 기억력이 나빠지면 해마의 상태가 안 좋은 것이고 스트레스를 많이 받고 있다고 했어요. 해마에 좋은 음식이 홍삼이래요. 당연히 이제는 엄마 몰래 버리는 일은 절대 안 할게요.

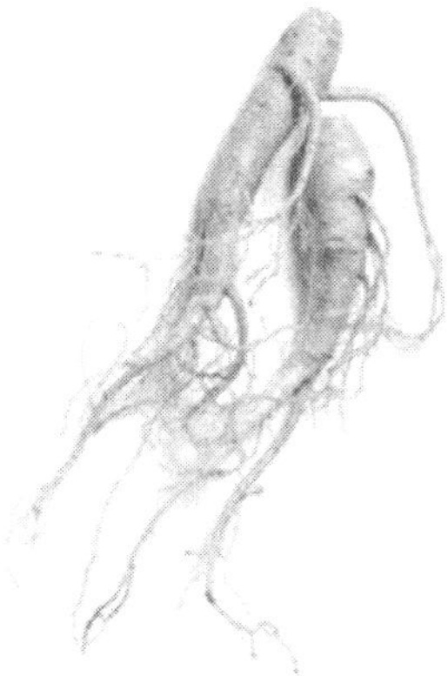

신경정신 관련증상 예방
신경보호 효과
해마의 가소성을 높여 단기기억, 장기기억 촉진

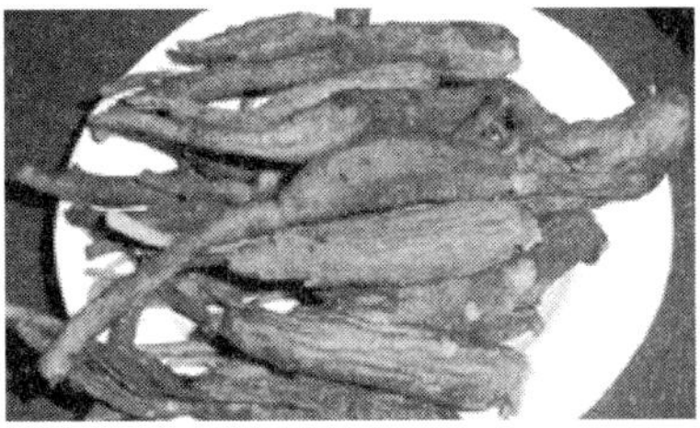

홍삼

다음은 비타민이 부족하면 생기는 증상을 복습으로 정리하였습니다.

〈비타민이 부족하면 생기는 증상〉

비타민		발간년도	주된 결핍증	가벼운 결핍증
지용성	비타민 A	1915	야맹증, 각막건조증	어둠순응 저하, 피부건조
	비타민 D	1919	구루병(곱사병)	특별히 없음
	비타민 E	1922	용혈성 빈혈	특별히 없음
	비타민 K	1935	두개내출혈	특별히 없음
수용성	비타민 B_1	1911	각기병	피로감, 식욕부진
	비타민 B_2	1933	구강염, 구순염	구내염, 눈의 충혈, 피부염
	비타민 B_6	1934	피부염, 경련	식욕부진, 빈혈
	비타민 B_{12}	1948	악성빈혈	특별히 없음
	나이아신	1937	펠라그라	피부염, 식욕부진
	판토텐산	1933	혈압저하, 부신기능 저하	두통, 피부염
	엽산	1941	대적혈구성 빈혈	설사, 설염
	비오틴	1936	피부염	근육통, 탈모, 피로감
	비타민 C	1928	괴혈병	식욕부진, 잇몸출혈

:: 나오는 글

우리 아이가 행복하려면 뇌가 건강해야 한다

아이들은 어른들이 평생 짊어져야 할 화두이다. 부모의 끝없는 기대 속에서 아이들은 아프지 않게, 키도 크고 머리도 좋아지기 위해 끊임없이 무엇인가를 먹어야 한다.

아이들이 먹는 음식이 몸으로, 몸을 통해 마음으로 그리고 음식과 몸과 마음이 하나로 어우러져 일어나는 신비한 생명현상의 경이로움에 찬사를 보낸다. 모든 생명이 음식으로 구조를 만들고 기능을 유지하지만 철저한 관심과 사랑과 정성에 비례하여 표현된다.

학습에 있어서도 아이들에게 중요한 것은 외적 동기로 인한 성적 향상이 아닌 진정한 자기주도학습을 유도하는 것이 중요하다. 진정한 자기주도학습을 하기 위한 습관형성, 공부할 수 있는 힘, 동기부여는 뇌영양과 많은 관계가 있다.

아이들의 두뇌는 무한한 발전 가능성이 있고 가능성을 열어주는 지름길이 뇌영양학이라면 선택을 주저할 필요가 있을까?

뇌는 식품의 구성물질들에 의해 독특한 반응을 보인다. 뇌로 공급되는 일정 영양소가 부족하면 짜증을 많이 내거나, 주의력 부족, 불안감, 집중력 부족, 하물며 정서적인 문제까지도 야기된다.

이밖에도 영양소의 결핍은 뇌구조를 변질시키고 뇌기능에 문제를 일으키므로 뇌영양학은 뇌를 건강하게 하는데 있어 무엇보다 중요하다.

성인이 되어서도 뇌기능의 저하는 정상적인 노화과정에서 누구나 겪는 문제가 아니라 일종의 영양소 결핍으로 야

기되는 것으로 이해되어야 한다.

특히 최근 들어 비만에 대한 관심이 고조되어 비만을 치료하려는 사람들이 기하급수적으로 늘어남에 따라 비만을 치료하는 방법이 다양하다. 비만의 많은 원인 중 중추신경계에서 일어나는 식욕충동에 의해 섭취조절이 되지 않아 비만이 발생하는 심인성, 신경성 비만은 뇌영양이나 뇌기능의 변화가 최선의 해결방법이다.

또한 비만의 결과로 생겨나는 스트레스 등 심리적 요인은 개인의 뇌기능에 상당한 영향을 준다.

아이들의 뇌건강과 성장을 돕기 위해서는 엄마는 어떤 음식을 어떻게 먹어야 할까?

이 책은 아이들의 몸과 마음의 그 긴밀하고도 필연적인 관계를 뇌영양학과 밥상의 관점에서 문제해결을 위한 지침서로 쓰였다.

:: 참고문헌

학술지(등재지)

강윤주(1997). 비만아동 및 청소년의 체중조절 경험과 비만 관리 의도에 영향을 미치는 요인. 연세대학교 대학원 박사학위논문.

백기자 · 김주연 · 이선규(2007a). "뇌파측정을 통한 비만인의 뇌기능분석과 연령별 뇌기능차이 연구." 한국미용학회지, 제13권 제2호, No. 2, pp. 497-506. 한국산학기술학회 논문지, 제9권(4), pp. 1399-1406.

백기자 · 박병운 · 안상균(2008c). "유아들의 혈액형과 정서적 성향 간의 관계 연구." 한국산학기술학회 논문지, 제9권

(6), pp. 1818–1824.

__________________(2009a). "시계열 선형분석을 통한 유아들의 좌 · 우뇌 균형에 전전두엽 뉴로피드백 훈련이 미치는 영향 연구." 한국산학기술학회 논문지, 제10권(7), pp. 1673–1679.

백기자(2009b). "혈액형과 주의력 및 행동성향 간의 관계 연구" – 초등학생 대상으로 –. 영재교육연구, 제19권(2), pp. 333–352.

_____(2010a). "유아들의 스트레스 저항능력에 뉴로피드백 훈련이 미치는 영향." 한국산학기술학회 논문지, 제11권(3), pp. 1066–1070.

안상균 · 백기자(2009). "뇌파조절훈련을 통한 스트레스 저항능력이 학업성취도에 미치는 영향 연구" – 초등학생을 대상으로–. 한국산학기술학회 논문지, 10권(10), pp. 2952–2958.

____________(2009c). "유아들의 스트레스 저항능력에 뉴로피드백 훈련이 미치는 영향." 한국산학기술학회 논문지, pp. 546–549. (우수논문 수상)

______________(2009d). “중 · 고등학생의 혈액형과 뇌기능 및 좌 · 우뇌 선호도와의 관계 연구.” 한국산학기술학회 논문지, 제11권(11), pp. 4260–4265.

______________(2011a). “전전두엽 뉴로피드백 훈련이 유아들의 습득도에 미치는 영향 연구.” 한국산학기술학회 논문지, 제12권(6), pp. 2548–2553.(우수논문 수상)

안상균(2011). “전전두엽 뉴로피드백 훈련이 사춘기 청소년의 자기조절능력과 학습동기에 미치는 영향.” 서울불교대학원대학교 박사학위논문.

단행본

김수현(2007). 내 아이 똑똑하게 만드는 천재밥상. 서울 : 휴먼 북.

김종성(2005). 춤 추는 뇌. 서울 : 사이언스 북스.

나카가와 하치로 저, 김태호 역(2008). 머리가 좋아지는 영양학. 서울 : 아카데미서적.

John N. Demos, MA, LCMHC, BCIA-EEG 저, 권형규 역(2010). 뇌교육 뇌치료. 경기 : 교육과학사.

루안 브리젠딘 저, 황혜숙 역(2010). **남자의 뇌, 남자의 발견**. 서울 : 리더스북.

마조구치 도루 저, 김세원 역(2011). **마음을 망치는 음식, 마음을 살리는 음식**. 서울 : 비타북스.

김정숙 외(2007). **생애주기영양학**. 서울 : 광문각.

서유헌(2010). **엄마표 뇌교육**. 서울 : 아이트리.

Mark F. bear 외 저, 강봉균 역(2009). **신경과학(제3판)**. 서울 : 바이오메디북.

에릭 R. 브레이버맨 저, 윤승일 · 이문영 역(2009). **체질 사용 설명서**. 서울 : 북라인.

월터 C. 월렛 저, 손수미 역(2009). **하버드 의대가 당신의 식탁을 책임진다**. 서울 : 동아일보사.

Eric Jensen 저, 정종진 역(2010). **뇌기반 교육의 원리**. 서울 : 학지사.

윤방부(2005). **영양소 백과사전**. 서울 : 동도원.

윤태익(2003). **타고난 성격으로 승부하라**. 서울 : 더난출판.

S. 페인스타인 저, 황매향 역(2008). **청소년기의 뇌이야기**. 서울 : 지식의 날개.

저/자/약/력

■ **백기자**

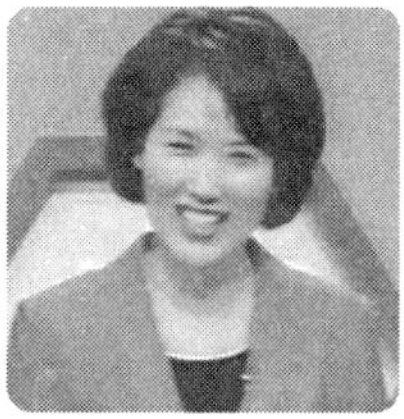

저자는 중앙대학교 보건학 석사를 거쳐 서울벤처대학원대학교에서 뇌과학으로 박사 학위를 취득하였다. 아이들을 대상으로 뉴로피드백 뇌훈련센터를 운영하면서 학습과 정서와 관련하여 임상을 쌓았으며, 임상을 토대로 많은 연구결과를 발표하였다.

뇌와 관련하여 기업체와 유치원원장 연수, 교원 직무연수, 대학원 최고경영자 과정 등에서 강연 중이다.

현재는 행복한 뇌연구소 소장을 맡고 있으며, 서울벤처대학원대학교 겸임교수로 재직 중이다. 브레인닥터 연구소장으로 재직했으며, 뇌과학과 관련하여 서경대학교 외래교수, 호원대학교 겸임교수, 서울불교대학원대학교 뇌과학 전공교수를 역임하였다.

저서 : 뇌를 알면 우리 아이의 미래가 열린다.

뉴로피드백과 관련하여 30여 편의 논문을 발표하였으며

- 〈뉴로피드백 훈련 전, 후의 주의력 결핍성향과 정서적 성향에 미치는 영향에 관한 연구 – 초등학생 –〉
- 〈시계열 선형분석을 통한 유아들의 좌우뇌균형에 전전두엽 뉴로피드백 훈련이 미치는 영향〉
- 〈유아들의 스트레스 저항능력에 뉴로피드백 훈련이 미치는 영향〉
- 〈뇌파조절훈련을 통한 스트레스 저항능력이 학업성취도에 미치는 영향 연구〉
- 〈중학생들의 자기주도 학습능력에 뉴로피드백 훈련이 미치는 영향〉 등이 있다.

■ **김선형**

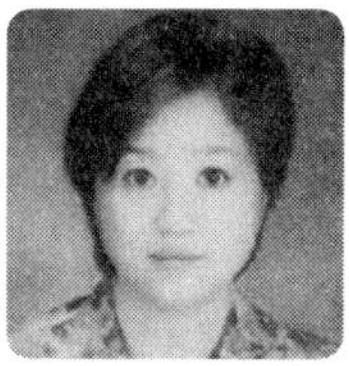

저자는 숙명여자대학교의 불어불문학과를 졸업, 서울불교대학원대학교에서 뇌과학 석사를 마치고 서울벤처대학원대학교에서 뇌과학 박사 과정에 있다. 현재 행복한 뇌연구소 수석연구원으로 재직 중이며, 뇌과학 관련하여 한국정신과학연구소 뇌교육 교수진, 국제 NLP 최면 아카데미 최면전문가 및 평생교육사 등 다양한 경험을 바탕으로 브레인닥터 책임연구원으로 재직했으며 뇌와 관련하여 기업체와 NMB 강사로 활동하고 있다.

논문으로는

〈뉴로피드백 훈련이 유아들의 인지처리과정과 습득도에 미치는 영향〉

〈뇌파기반 성인비만인의 뇌기능과 비만도와의 상관성 연구〉 등이 있다.

행복한 뇌를 위한
똑똑한 밥상

| 공저자 | 백기자 · 김선형

| 1판 1쇄 발행 | 2012년 12월 15일
| 1판 2쇄 발행 | 2013년 6월 29일
| 발행인 | 김동훈
| 펴낸곳 | 공동체

| 주소 | 410-817 경기도 고양시 일산동구 백석동 1323 동문타워I 905호
| 전화 | 031) 920-8305(대표)
| 팩스 | 031) 920-8308
| 전자우편 | compub@naver.com
| 출판등록 | 2005년 10월 6일
| 등록번호 | 제396-2005-36호

| ISBN | 978-89-6352-398-9
정가 10,000원